Hans-Jürgen Horn

Sanfte Massage

Die richtigen Griffe bei Rücken-, Kopf- und Bauchschmerzen

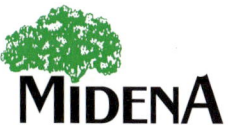

MiDenA

Inhalt

Je nach Lage und Größe des Muskels sowie Stärke der muskulären Verspannung stehen unterschiedliche Massagetechniken zur Auswahl.

Schulter- und Nackenmassagen helfen bei Spannungskopf-schmerzen.

Vorwort

Wer von uns kennt das nicht: Man kommt abgehetzt nach Hause, ist gestresst, körperlich und psychisch erschöpft. Kopf, Rücken, Bauch und Muskeln schmerzen. Und dann kann man noch nicht einmal einschlafen. Da ist der schnelle Griff zur Pille nur allzu verlockend. Doch das muss nicht so sein.

In solchen Situationen kann Massage Wunder wirken. Geschickte Hände und Jahrtausende alte Massagetechniken bringen Linderung, Entspannung und schaffen frische Kräfte. Sich einfach fallen lassen und die heilsame Wirkung der Massage fühlen ist wie ein ungeheuer wohltuendes Baden in wundervollen Berührungen. Kein flüchtiges Klopfen auf die Schulter, kein beiläufiges und routiniertes Streicheln über die Wange, sondern ein großes Maß an Zuwendung.

Die heilende Berührung – es gibt kaum ein höheres Maß an Zuwendung, die man einem anderen Menschen vermitteln oder von ihm empfangen kann.

Berührung braucht der Mensch

Berührungen sind im wahrsten Sinn des Wortes lebensnotwendig. Anfang dieses Jahrhunderts untersuchten amerikanische Ärzte eine Reihe von Heimkindern, die kaum Körperkontakt zu anderen Menschen hatten. Sie waren trotz guter Nahrungs- und Hygieneverhältnisse sowohl körperlich als auch emotional unterentwickelt. Viele dieser Kinder starben früh, weil sie ohne menschliche Berührung blieben.

Andererseits gedeihen Kinder prächtig, die während ihrer ersten Lebenszeit im innigen Körperkontakt mit ihrer Mutter sind. Noch heute ist es in zahlreichen Kulturkreisen ein guter Brauch, dass die Babys dicht am Körper der Mutter getragen werden und bei allen Gelegenheiten – auch während der Arbeit – die lebenswichtige Berührung erleben. Diese Art der Zuwendung ist mindestens genauso wichtig wie eine gute Ernährung und ausreichende Körperhygiene.

Massage – die Kunst der heilsamen Berührung

Auch Massagen sind zunächst nichts anderes als Berührungen, die eindeutig nachweisbare psychologische und physiologische Auswirkungen haben. Dieses Buch wendet sich deshalb an alle, die wieder ein Gefühl für ihren Körper entwickeln wollen und die ihrem Körper oder dem ihres Partners durch Massage etwas Gutes tun wollen.

Nach einer kurzen Einführung in die Anatomie des menschlichen Körpers anhand von Abbildungen (siehe Seite 8ff.) werden Sie besser verstehen, wo und wie Sie mit den Händen ansetzen müssen.

Im umfangreichen Praxisteil werden einfach zu erlernende Techniken und Massagen beschrieben, die Sie als Selbst- oder Partnermassage einüben können. Die einzelnen Körperpartien werden dabei mit den wirksamsten Techniken Schritt für Schritt bearbeitet. Beginnen Sie jetzt damit, die therapeutischen Fähigkeiten Ihrer Hände zu entfalten.

Die Massage als Methode zur Erhaltung und Wiederherstellung der Gesundheit ist eine uralte medizinische Technik, die in allen Hochkulturen der Menschheit praktiziert wurde.

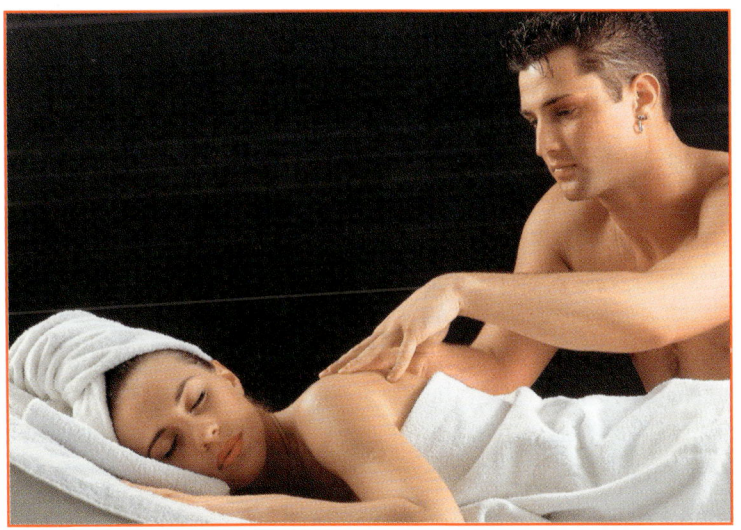

Muskuläre Verspannungen sind oft eine Folge von Stress. Massage lockert nicht nur die Muskulatur, sondern unterstützt auch die psychische Entspannung.

5

Wurzeln der Massage

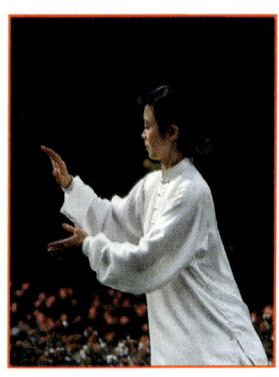

Schon über 3000 Jahre v. Chr. war Massage bei den Chinesen bekannt. Die Chinesen glauben seit alters an die »vollständige Gesundheit«. Sie führten deshalb Massagen in Verbindung mit Kampfsport, Körperübungen und Meditationen aus.

Der Begriff Massage leitet sich aus dem griechischen massein = kneten, handhaben ab, da in Griechenland die Massage vor allem in Form von Knetungen Anwendung fand. Hippokrates (460 bis 375 v. Chr.), der Begründer der modernen Medizin, behauptete von sich, durch Massage Gelenkfunktionen und Muskeltonus, d. h. die Grundspannung der Muskeln, verbessern zu können. Die Griechen entwickelten diese Art der Körperpflege zu einer Wissenschaft, die sie Psellafia nannten – die Kunst des Betastens.

Im alten China verbanden die Heilkundigen die Massage mit Übungen zur Meditation und des Kampfsports. Die vollständige Gesundheit war das Ziel.

Siegeszug seit dem Mittelalter

Es ist überliefert, dass es dem römischen Masseur Musa gelang, Kaiser Augustus durch seine Anwendungen zu heilen. Cicero erklärte, er wisse nicht zu sagen, ob er die Gesundheit seinem Leibarzt verdanke oder seinem Sklaven, der ihn täglich massierte. In der Antike wandten alle Mediziner die Massage an, da sie darin das wirkungsvollste Mittel zur Erhaltung körperlicher und geistiger Frische sahen.

Nach dem Untergang Roms und nach dem Verfall Griechenlands gerieten Medizin und Gymnastik im Mittelalter immer mehr in Vergessenheit. Erst zur Zeit der Kreuzzüge wurden die alten Praktiken wieder entdeckt. Die Kreuzritter, die häufiger

Verluste aufgrund von hygienisch bedingten Infektionen als durch Kampfverletzungen zu beklagen hatten, lernten im Orient Schwitzbäder und Massagen schätzen und brachten sie nach Europa, wo sie sich schnell verbreiteten.

Die Schwedische Massage

Dem schwedischen Dichter und Arzt Per Henrik Ling (1776 bis 1823) ist es zu verdanken, dass Massagetherapie und medizinische Gymnastik wieder zur Wissenschaft wurden. Er gilt als der Begründer der »wissenschaftlichen Gymnastik« in der Kombination von Körperübungen und Massage. Im Lauf der Zeit verselbständigte sich Letztere und wurde als Schwedische Massage bekannt und praktiziert. Die fernöstliche Massagetradition dagegen geht von Energieströmen im Menschen aus, die durch entsprechende Massagen normalisiert werden sollen. Im letzten Jahrzehnt haben sich Massageformen etabliert, die viele Elemente aus beiden Kulturkreisen übernommen haben. Sie werden unter dem Oberbegriff »ganzheitliche Massage« zusammengefasst:

Ein medizinisch fundiertes System aus Gymnastik, Physiologie und den chinesischen, ägyptischen, griechischen sowie römischen Techniken. Es ist zur wichtigsten Grundlage der heutigen Heilgymnastik geworden. Auch Anleihen Lings aus der französischen Heilgymnastik lassen sich nachweisen.

Die »Schwedische Massage«, in den ersten Jahrzehnten des vorigen Jahrhunderts von Per Henrik Ling entwickelt, wurde zur Grundlage der modernen Massagetechniken, in die auch orientalische und asiatische Erfahrungen eingeflossen sind.

Anleihen aus vielen Kulturen

Der französische Einfluss auf die heutige Massage zeigt sich in den noch heute gebräuchlichen Bezeichnungen der Massagetechniken Effleurage (Streichung), Petrissage (Knetung), Friktion (Reibung) und Tapotement (Klopfen). Im Folgenden werden wir diese Techniken im Einzelnen erläutern. Doch wenden wir uns nun erst einmal der Anatomie des Menschen zu.

7

Die Anatomie des menschlichen Körpers

Um die Massage erfolgreich anwenden zu können, benötigen Sie einige elementare Kenntnisse der menschlichen Anatomie. Auf den nachfolgenden Bildtafeln sind die wichtigsten Organe und Körperregionen bezeichnet, auf die in den Aktivprogrammen immer wieder hingewiesen wird.

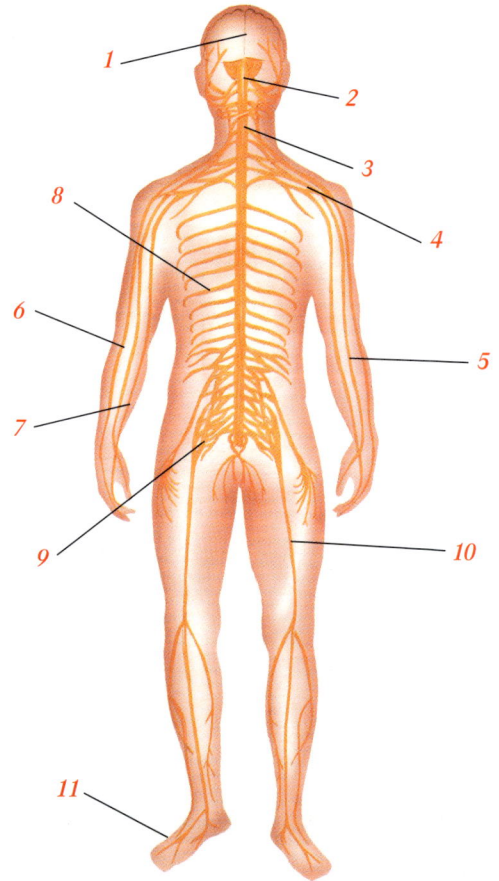

Das Nervensystem des Menschen

1 Großhirn
2 Kleinhirn
3 Verlängertes Mark
4 Armgeflecht
5 Medianusnerv
6 Ellennerv
7 Speichennerv
8 Zwischenrippen-nerven
9 Kreuzbeingeflecht
10 Ischiasnerv
11 Fuß-Reflexzonen

Das menschliche Skelettsystem

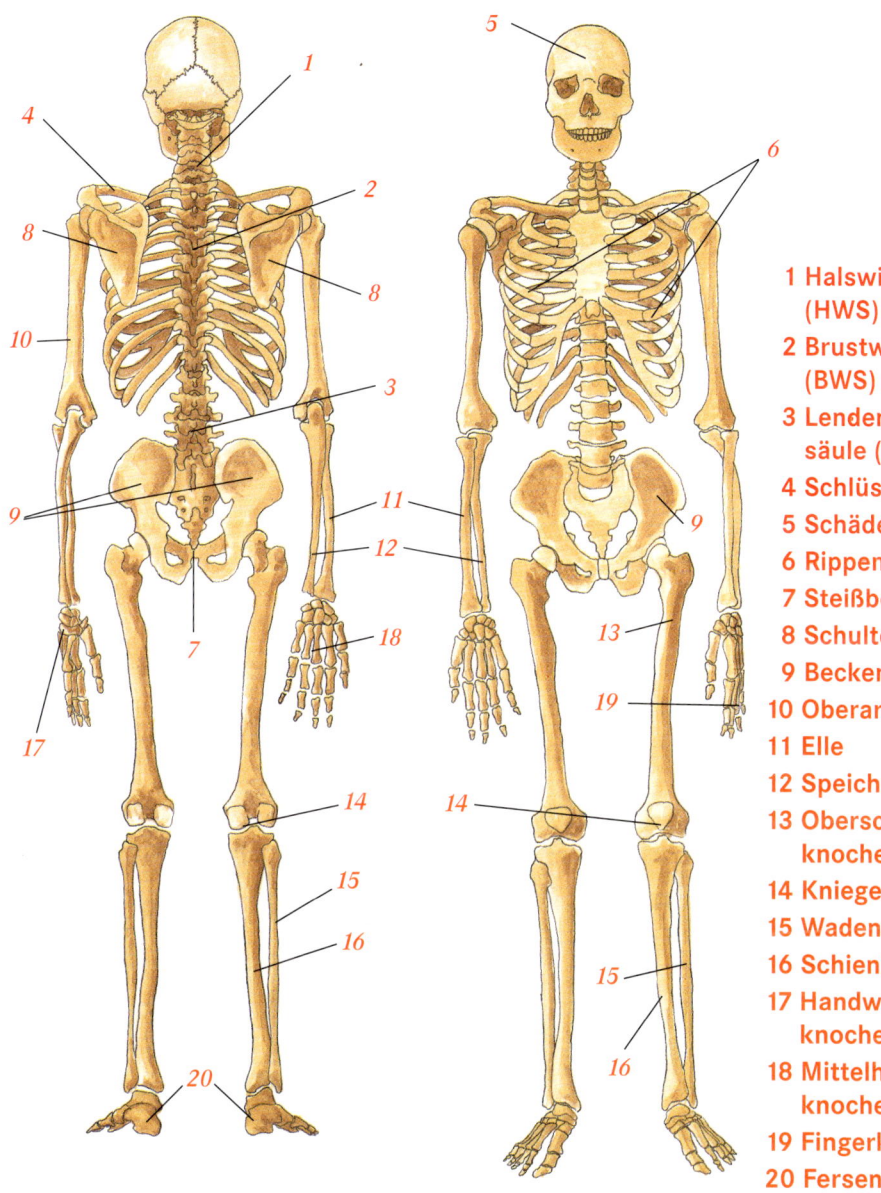

1 Halswirbelsäule (HWS)

2 Brustwirbelsäule (BWS)

3 Lendenwirbel- säule (LWS)

4 Schlüsselbein

5 Schädel

6 Rippen

7 Steißbein

8 Schulterblatt

9 Beckenschaufel

10 Oberarmknochen

11 Elle

12 Speiche

13 Oberschenkel- knochen

14 Kniegelenk

15 Wadenbein

16 Schienbein

17 Handwurzel- knochen

18 Mittelhand- knochen

19 Fingerknochen

20 Fersenbein

Das Muskelsystem des Menschen (Vorderseite)

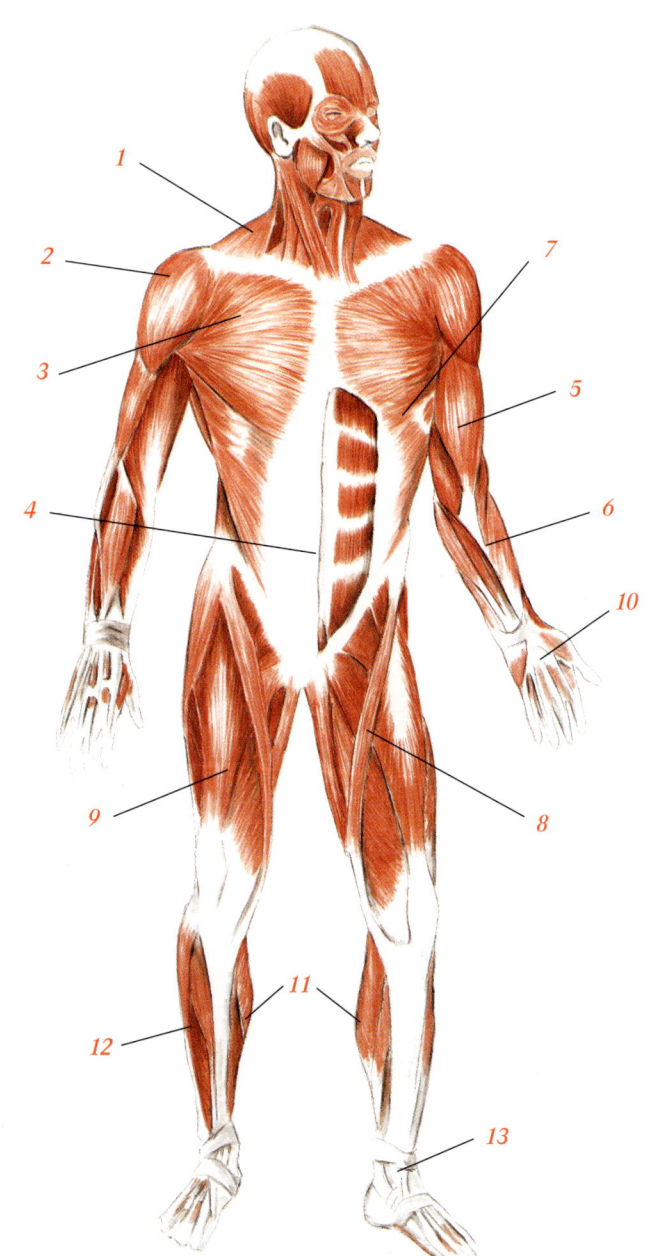

1 Hautmuskeln des Halses
2 Deltamuskel
3 Brustmuskeln
4 Bauchmuskeln
5 Bizeps
6 Unterarmbeuger
7 Sägemuskel
8 Schneidermuskel
9 Gerader Oberschenkelmuskel
10 Sehnenscheiden der Hand
11 Wadenmuskel
12 Schienbeinmuskel
13 Sehnenscheiden der Füße

Das Muskelsystem des Menschen (Rückseite)

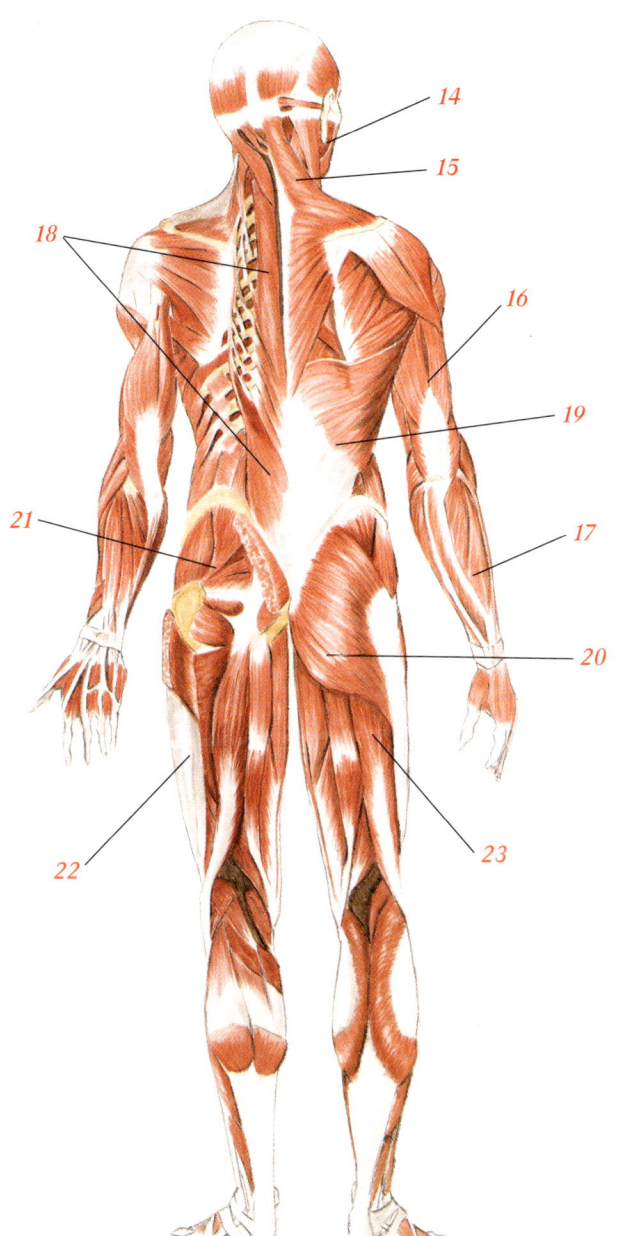

14 Gesichtsmuskeln
15 Kopfnickermuskel
16 Oberarmstrecker
17 Unterarmstrecker
18 Trapezius
19 Breiter Rücken-
   muskel
20 Großer Gesäß-
   muskel
21 Mittlerer Gesäß-
   muskel
22 Oberschenkel-
   anzieher
23 Zweiköpfiger
   Oberschenkel-
   muskel

Sanfte Heilung durch Massage

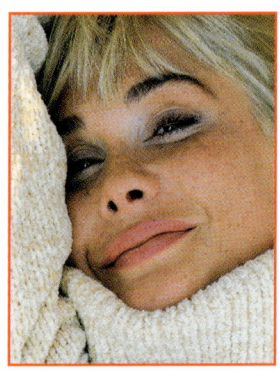

Die Wirkung von Massage auf den Körper ist sehr vielfältig. Körperliche und psychische Komponenten nehmen Einfluss auf unser Wohlbefinden und steigern unsere Leistungsfähigkeit. Zugleich können Funktionsstörungen verschiedener Organe bzw. Organsysteme gemindert oder sogar geheilt werden.

Massage schafft nicht nur körperliche Entspannung, sondern auch seelisches Wohlbefinden. Auch ihre kosmetische Wirkung ist nicht zu unterschätzen.

Wirkungsebenen und Effekte

✳ Muskulärer Effekt – hauptsächlich über die Steigerung der Durchblutung (Hyperämie)
✳ Vasaler Effekt – günstige Gefäßbeeinflussung für den arteriellen und venösen Blutkreislauf
✳ Nervaler Effekt – Wirkung über und auf die Nervenbahnen
✳ Segmenteffekt – Bindegewebsreaktion infolge der Beziehung zwischen Haut und inneren Organen
✳ Psychosedativer Effekt – durch Anregung des Gesamtstoffwechsels beruhigende Wirkung vor allem auf das vegetative Nervensystem
✳ Analgetischer Effekt – Schmerzlinderung

Die Wirkung auf den Organismus

Die physische (körperliche) Wirkung umfasst nahezu alle Gewebe unseres Körpers. Massagen erhöhen die Blutzufuhr in der Haut, den Muskeln sowie den inneren Organen und verbessern dadurch die Versorgung des Körpers mit lebenswichtigem Sauerstoff und essenziellen Nährstoffen. Sie lösen schmerzhafte Muskelverspannungen, machen Sehnen, Bänder und Kapseln geschmeidiger und verbessern vor allen Dingen den Abfluss der Lymphflüssigkeit, über welche die zum Teil giftigen Stoffwechselendprodukte unseres Körpers ausgeschwemmt werden.

Massagewirkung auf die Haut

Massage wirkt in vielfältiger Weise auf die Haut. Dies wird auch direkt sichtbar, da sie den massierenden Händen unmittelbar ausgesetzt ist. Schon rein mechanisch erreicht man die Beseitigung abgestorbener Hautzellen sowie der Sekrete von Schweiß- und Talgdrüsen. Dadurch kann die Haut besser atmen. An ihrer deutlichen Rötung erkennt man die verstärkte Durchblutung.

Durch eine Massage wird übrigens auch das Unterhautzellgewebe erreicht. Beobachtet wurde eine mäßige Abnahme der Fettschicht unter der Haut. Aber bitte hegen Sie keine falschen Hoffnungen. Durch Massage allein lassen sich keine überflüssigen Fettpolster abbauen.

Positive Veränderungen zeigt auch das Blutbild nach einer Massage. Neben der Erniedrigung von Puls und Blutdruck kann eine Senkung des Blutzuckerspiegels sowie die Verbesserung der Flüssigkeitsausscheidung über die Niere nachgewiesen werden. Schließlich hat auch das unmittelbar während der Hautmassage den Körper durchflutende wohlige Wärmegefühl eine für die Psyche wichtige und wohltuende Wirkung.

Eine Massage der gelenknahen Gewebe hilft, den altersbedingten Degenerationsprozess der Gelenkkapseln aufzuhalten und ihm entgegen zu wirken.

Massagewirkung auf die Muskulatur

Durch eine Massage werden zum einen die Durchblutung sowie die Sauerstoff- und Nährstoffversorgung des Muskelgewebes verbessert, zum anderen werden überschüssige und zum Teil giftige Stoffwechselprodukte und Ermüdungsstoffe (z. B. Milchsäure) schneller abtransportiert.

Für alle, die Sport treiben, ist es wichtig zu wissen, dass die Regeneration der belasteten Muskulatur durch Massage hervorragend unterstützt werden kann. Muskelverspannungen und -verhärtungen können beseitigt oder gelindert werden.

Massagewirkung auf die Gelenke

Besonders Gelenkkapseln und Bänder neigen eher zu Stoffwechselstörungen, da die Zirkulation in den Lymphen, die sie versorgen, nicht so gut ist wie die in den Blutgefäßen. Diese Situation verschlechtert sich mit zunehmendem Alter, da die Gelenkkapseln schrumpfen, durch Einlagerungen von Abfallstoffen hart werden und sich Auflagerungen bilden, die zu Verdickungen und Schwellungen an Gelenken und Sehnen führen. Um dieser Entwicklung vorzubeugen, wendet man die Gelenkmassage an. Mit jeder gründlichen Haut- und Muskelmassage wird auch gelenknahes Gewebe erfasst.

Neben der schmerzlindernden physiologischen Wirkung hat die Massage vor allem einen wichtigen psychologischen Effekt: Sie beruhigt und entspannt Körper und Seele.

Auswirkungen der Massage auf die Psyche

Die beschriebenen Wirkungen auf den Körper verbessern auch die seelische Befindlichkeit. Stressbedingte Symptome kön-

WANN HILFT MASSAGE?

* Bei Angstzuständen und Nervosität
* Bei hartnäckigen Kopfschmerzen
* Bei Leib- und Bauchschmerzen als Folge von Verdauungsbeschwerden
* Bei Muskelverspannungen, -ermüdung nach körperlicher oder geistiger Anstrengung
* Bei Rückenschmerzen
* Bei schlechter Durchblutung verschiedener Körperbereiche
* In der Schwangerschaft
* Bei allgemeinem Stress und bei Abgespanntheit

WANN SOLLTE MASSAGE UNBEDINGT UNTERBLEIBEN?

* Ganz allgemein unmittelbar nach den Hauptmahlzeiten
* Bei entzündlichen Veränderungen der Haut (eitrige Prozesse, Geschwüre, Pilzerkrankungen, usw.)
* Bei Entzündungen von Knochen, Geweben und inneren Organen (rheumatischer Formenkreis, Sehnenscheidenentzündung, Gastritis, Pankreatitis, Meningitis, usw.)
* Bei Erkrankungen des Nervensystems (z. B. Epilepsie)
* Bei fieberhaften Erkrankungen
* Bei frischen Verletzungen
* Bei Herz-Kreislauf-Erkrankungen
* Bei Krampfadern, Thrombosen (Emboliegefahr!)
* Bei Krebserkrankungen

nen zu physischen Spannungen durch verkrampfte Muskulatur oder zu psychischer Hyperaktivität und Ängsten führen. Menschen, die häufig unter Stress stehen, kann daher eine Massage helfen. Sie reduziert die hohe mentale Anspannung, lindert die körperlichen Auswirkungen der Belastung und stärkt die positive Lebensenergie.

Ganzheitlicher Ansatz

Körper und Seele stehen in enger Verbindung. Eine gute körperliche Verfassung wirkt sich auf das Gemüt aus, eine gute psychische Verfassung auf die körperlichen Funktionen. Dieses Gleichgewicht zu erhalten oder wiederherzustellen ist eine wichtige Aufgabe der Massage.

Das gelingt am besten, wenn die Massage selbst in entspannter und angenehmer Atmosphäre durchgeführt wird. Wichtig ist, sich Zeit zu nehmen. Das betrifft sowohl den, der die Massage ausübt, als auch den, der sie empfangen soll.

Eine gezielte Heilbehandlung durch Massage sollte man einem ausgebildeten Therapeuten überlassen, bzw. die erforderlichen Techniken unter seiner Anleitung erlernen. Im Zweifelsfall immer erst ärztliche Beratung suchen.

Die Vorbereitung auf die Massage

Massage sollte möglichst in vertrauter Umgebung stattfinden. Eine Massage in ungestörter, privater Atmosphäre bietet noch zusätzliche Vorteile: Menschen, die sich nicht gern von Fremden behandeln lassen wollen, können sich ungezwungener verhalten und sich entspannt der Massage hingeben.

Was Sie vor Beginn beachten sollten

Vereinbaren Sie einen festen Zeitpunkt für die geplante Partnermassage. Planen Sie von vornherein reichlich Zeit ein.

Empfohlen wird eine Aufwärmphase, entweder durch ein warmes Bad, eine Dusche oder einen Saunagang. Nach dem Bad oder Schwitzen sollte die Haut aber unbedingt trocken gerieben werden.

Für eine wirksame Massage, einschließlich der Vor- und Nachbereitung, sollten Sie ausreichend Zeit einplanen. Der Erfolg wird sich nicht einstellen, wenn Sie sich unter Zeitdruck setzen lassen. Am besten, Sie wählen einen Abend, an dem Sie nachher nichts mehr vorhaben.

Tragen Sie als Masseur/in bequeme Kleidung, in der Sie sich frei bewegen können. Schneiden Sie die Fingernägel so kurz, dass Sie bei der Massage Ihre(n) Partner(in) nicht kratzen können. Schmuck wie z. B. Ringe oder Armbanduhren sollten Sie während der Massage ablegen.

Massieren Sie nur mit warmen Händen. Ölen Sie Ihre Hände ein, aber achten Sie darauf, dass Sie das Öl nicht auf die Haut des/der zu Massierenden träufeln.

Entspannte Atmosphäre

Versuchen Sie, ausgeglichen und entspannt zu bleiben. Das gelingt ganz gut, wenn Sie sich einen Bewegungsrhythmus angewöhnen, dem der Partner im Idealfall folgen kann.

Da Ihnen eine Massagebank vermutlich nicht zur Verfügung steht, und Sie meist in knieender Haltung massieren werden, denken Sie an eine Unterlage für die Knie. Denn auch für Sie soll es bequem sein. Atmen Sie gleichmäßig, damit Sie nicht so schnell ermüden.

Probieren Sie einige Massagegriffe erst an sich selbst aus, um die Wirkung zu erfahren. Aber nicht unmittelbar vor der Partnermassage, sondern schon im Vorfeld.

Gehen Sie auf die Wünsche Ihres Partners ein. Wenn ihm ein Massagegriff wohl tut, wiederholen sie diesen einfach öfter. Werden dagegen Berührungen an bestimmten Körperregionen als unangenehm empfunden, wechseln Sie die Grifftechnik bzw. die Intensität oder brechen Sie die Massage an besagter Stelle einfach ab.

Was Sie zur Vorbereitung noch tun können

Im Prinzip können Sie an jedem beliebigen Ort eine Massage verabreichen. Der geeignete Rahmen hängt vor allem von der Art der Massage ab. Eine kurze Massage von Nacken- und Schulterpartie lässt sich durchaus auch am Arbeitsplatz durchführen. Bevorzugen Sie eine ausgiebige Massage zu Hause, was übrigens zu empfehlen ist, sorgen Sie dafür, dass die räumliche Atmosphäre stimmt.

Ein behagliches Umfeld

Wählen Sie einen gut temperierten Raum mit mindestens 24 °C Raumtemperatur, um einer schnellen Auskühlung vorzubeugen. Achten Sie darauf, dass das Licht nicht zu grell ist; indirektes und gedämpftes Licht hat auch eine beruhigende Wirkung. Auf Wunsch des Partners können Sie auch leise Entspannungsmusik einsetzen.

Als Unterlage eignet sich eine flache, nicht zu weiche Liegefläche. Wenn Sie Massageöl verwenden, ist es ratsam, saubere Laken unterzulegen.

Verwenden Sie Handtücher oder Decken, um die massierten Körperbereiche vor Auskühlung zu schützen. Mit Kissen und Schaumstoffrollen können Sie für eine bequeme Lagerung des Partners sorgen.

Schaffen Sie durch wohlige Wärme und gedämpfte Beleuchtung eine behagliche Atmosphäre, und vermeiden Sie Störungen. Dann wird sich die entspannende und wohltuende Wirkung einer Massage besser und schneller einstellen.

Die Massagetechniken und -griffe

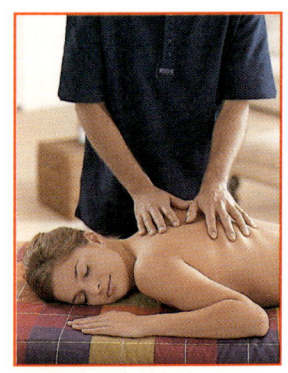

Die in diesem Buch dargestellte Klassische Massage benutzt eine Anzahl von grundsätzlichen Massagegriffen, die je nach Behandlung miteinander kombiniert und wiederholt werden. Eine bestimmte Reihenfolge für diese Massagegriffe ist nicht vorgegeben. Wichtig jedoch ist, jede Massage mit Streichungen zu beginnen und enden zu lassen. Außerdem sollte man beachten, dass durchgängig Hautkontakt beibehalten wird; die massierenden Hände gleiten also immer mit Hautkontakt in die folgende Ausgangsposition. Die klassische Massagetechnik unterscheidet folgende Griffe:

Die zielgerichtete Anwendung bestimmter Massagegriffe und -techniken ist die Voraussetzung für den Erfolg. Das gilt auch bei der Selbstmassage.

Die Massage beginnt mit leichten Handstreichungen, um das Gewebewasser zwischen Haut und Muskulatur zu entfernen und um die Muskelfasern geschmeidig zu machen.

Streichungen (Effleurages)

Streichungen, in der Fachsprache auch Effleurages genannt, sind gleitende Griffe. Sie werden als Einleitungs-, Überleitungs- und Endgriffe angewendet und auch zwischendurch immer wieder eingeschoben.

Das Grundprinzip der Streichungen beruht darauf, dass die gesamte Handfläche des Massierenden beim Gleiten über die zu behandelnden Körperregionen einen gleichmäßigen Druck ausübt, der mehr oder weniger intensiv sein kann. Man unterscheidet deshalb zwischen leichten oder oberflächlichen und kräftigen oder tiefwirkenden Streichungen.

Man beginnt mit der Streichung einmal zur Vorbereitung der Haut und Muskulatur, um die zwischen Haut und Muskulatur vorhandenen Gewebesäfte wegzustreichen, und andererseits, um auch schon aus den Muskeln selbst gelöste und bewegliche Bestandteile wegzutransportieren. Als Einleitungsmassage wird die Streichung mit geringem Druck ausgeführt. Dabei ist darauf zu achten, dass die mit weit abgespreizten Daumen flach aufliegenden Hände die betreffende Muskelgruppe gut umfassen, damit das Gewebewasser nicht ausweichen kann.

Handstreichungen

Hierbei liegt die ganze Hand entweder mit angelegtem oder abgespreiztem Daumen auf und passt sich der jeweiligen Körperpartie an. Bei gut fassbaren Muskelgruppen, wie z. B. der Unterschenkel- und Oberschenkelmuskulatur, wird vorrangig mit abgespreiztem Daumen massiert. Man kann mit beiden Händen gleichzeitig oder abwechselnd massieren.

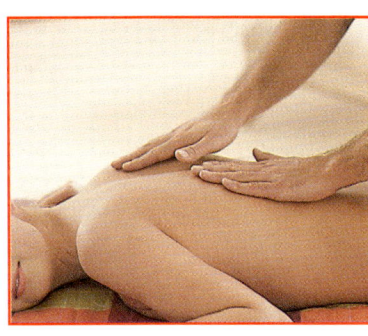

Bei den so genannten Hand-über-Hand-Streichungen arbeiten beide Hände fließend nacheinander. Die Streichungen sollen flüssig, gleich stark und ohne ruckartige Bewegungen ausgeführt werden, um die gewünschte Wirkung erzielen zu können. Der Druck kann bei dieser Art der Streichungen variiert werden. Wichtig ist, bei den Streichungen immer in Richtung zum Herzen hin zu arbeiten, um den Blutkreislauf zu unterstützen. Stetiges Üben entwickelt ein Feingefühl in den Händen und steigert die Sensibilität.

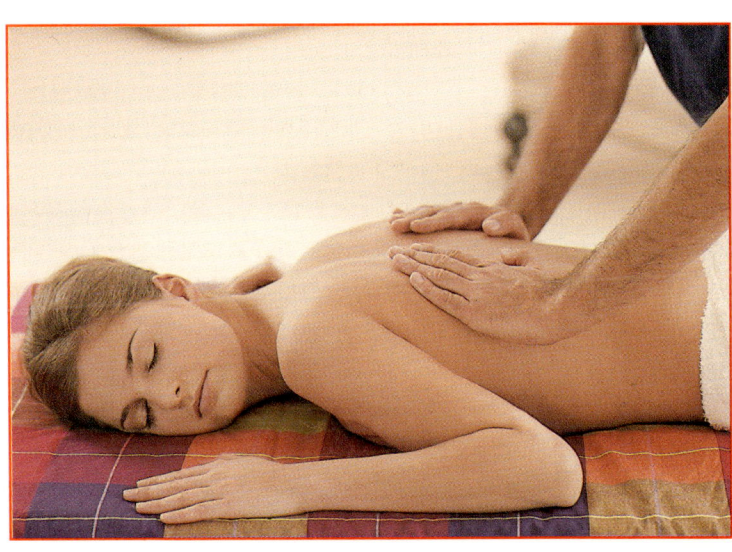

Finger- und Knöchelstreichungen

Die Fingerstreichungen werden mit einem oder mit mehreren Fingern ausgeführt. Beide Hände können entweder parallel

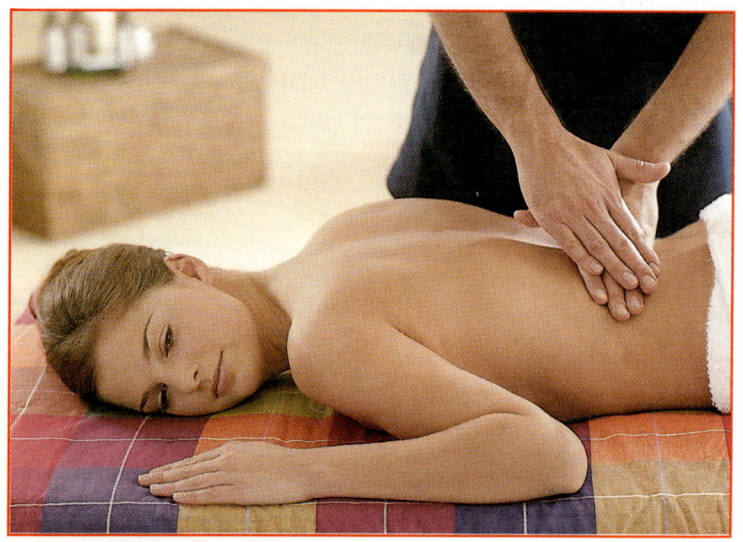

oder im Wechsel eingesetzt werden. In den Bereich der Reibung kommen Sie, wenn Sie die Hände bei der Fingerstreichung steiler stellen oder die massierenden Finger der einen Hand mit der anderen beschweren.

Der dabei ausgeübte Druck ist etwas stärker als bei der Handstreichung.

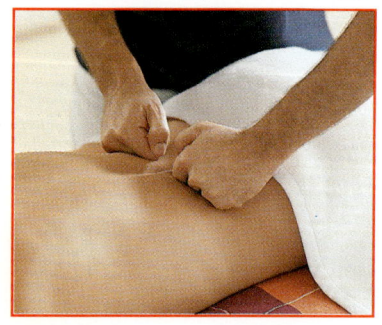

Knöchelstreichung Wenn Sie Ihre Faust ballen und mit den Grundgliedern der Finger einen Muskel bearbeiten, sprechen wir von einer Knöchelstreichung. Diese Technik wird als Streichung mit größerem Druck eingesetzt und dort angewandt, wo die Muskulatur ziemlich verspannt ist. Das ist oft im Lendenbereich, bei der rückseitigen Oberschenkelmuskulatur, in der Wade und im Nackenbereich der Fall.

Knetungen (Petrissages)

Die wohl am häufigsten angewendete Massagetechnik ist die Knetung. Sie gilt als hervorragend wirksam, und zwar bei weicher Griffanwendung als entspannend und bei harter Griffanwendung als spannungsverstärkend.

Wir unterscheiden drei Phasen bei der Ausführung:

* Das Muskelerfassen
* Die Muskelan- und -abhebung (den Muskelstrang schonend vom Knochen etwas anheben)
* Die Muskelknetung zwischen Daumen und Fingern.

Die zu knetenden Muskeln werden im Wesentlichen quer zu ihrer Faserrichtung erfasst, von ihrer Unterlage abgehoben und durchgeknetet. Die Finger der einen Hand arbeiten wechselseitig gegen den Daumen oder Daumenballen der anderen Hand.

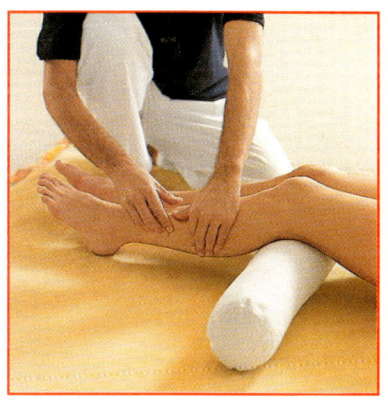

Die Knetgriffe werden körperfern, an der Peripherie, begonnen und nach einigen Minuten wieder ein Stück weiter herzwärts angesetzt. So wandern die Hände bei jeder Knetung an Armen, Beinen oder Rumpf langsam in Richtung zum Herzen hin.

Bei Knetungen ist die muskelentspannende Lagerung des Massagepartners noch wichtiger als bei den Streichungen.

Längsknetungen

Gut fassbare Muskeln, z. B. die Wadenmuskulatur, lassen sich auch in ihrer Längsrichtung kneten. Dabei drücken entweder die Daumen den Muskel von seiner Unterlage weg und die Finger kneten ihn mit einer leicht kreisenden Bewegung gegen den Knochen. Oder die Finger heben den Muskel ab und die Daumen kneten ihn anschließend.

Knetungen mit einer Hand

Hierbei schieben und drücken Finger und Daumen der gleichen Hand den gegriffenen Muskel hin und her. Dabei sollte der Handteller am Muskel anliegen. Wenn Sie diesen Griff länger anwenden, sollten Sie die massierenden Hände wechseln, da der Griff anfangs recht anstrengend ist.

Bei den Knetungen werden zuerst die herzfernen Muskeln behandelt, dann arbeitet man sich Schritt für Schritt in die Körpermitte vor. Wenn der Massierte über Schmerzen klagt, muss der Druck sofort verringert werden.

21

Fingerknetungen

Daumen und Finger beider Hände arbeiten gegenläufig zueinander und kneten den gefassten Muskel zwischen dem Dau-

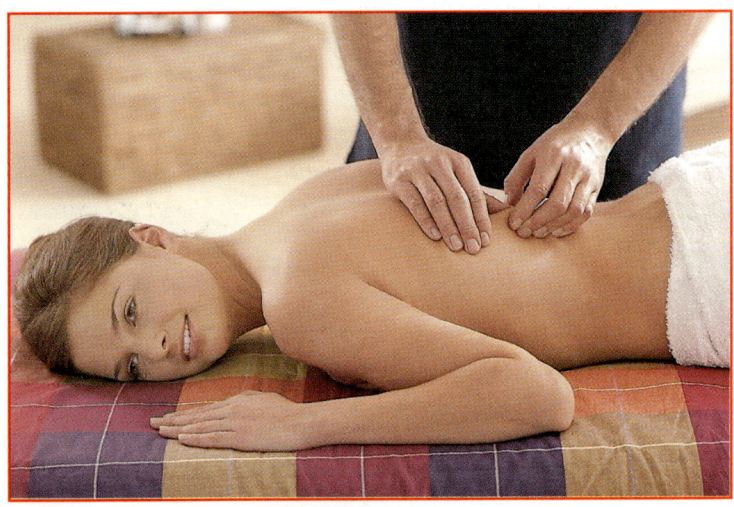

men der einen sowie Zeige- und Mittelfinger der anderen Hand gut durch. Dieser Griff ist geeignet bei kleinen, schlanken und gut fassbaren Muskeln.

Achten Sie auf die Reaktion des Massierten. Keineswegs dürfen die Knetgriffe schmerzen.

Beidhändige Knetungen

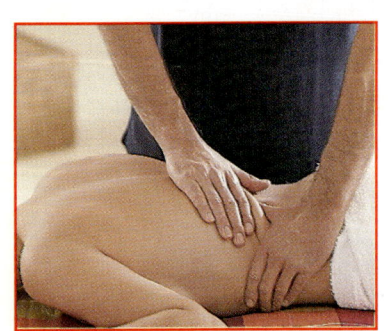

Mit abgespreizten Daumen werden beide Hände auf den zu massierenden Muskel aufgelegt. Dann zieht eine Hand den Muskel mit den Fingern heran, während der Daumen oder der Daumenballen der anderen Hand dagegen schiebt. Durch die wechselseitige Knetbewegung wandern die Hände am Muskel entlang und schieben einen Muskelwulst in Schlangenlinien mit. Auch so genannte flächige Knetungen auf breiten flachen Muskeln, z. B. am Rücken, werden so ausgeführt.

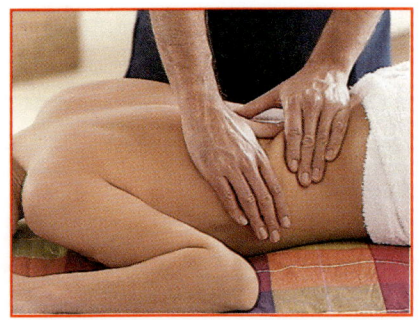

Reibungen und Zirkelungen

Mit dieser Grifftechnik werden hauptsächlich nicht fassbare oder tiefer gelegene Muskeln bearbeitet. Auch zur »Entwässerung«, also dem Ausstreichen der Venen und Lymphgefäße, werden Reibungen gezielt eingesetzt. Beim Reiben werden vor allem die Fingerkuppen benutzt, die, je nach der gewünschten Tiefenwirkung, mit entsprechendem Druck kreis-, zickzackförmig bzw. gerade auf der Haut hin- und herbewegt werden.

Achten Sie darauf, dass das verwendete Massageöl angenehm warm ist. Sie können das Öl vorwärmen oder in eine Schüssel mit warmem Wasser stellen.

Streichende Reibungen

Die streichenden Reibungen werden ebenfalls wie Streichungen mit verstärktem Druck ausgeführt. Deshalb ist in den nun folgenden Massageprogrammen auch bevorzugt von kräftigen Streichungen die Rede. Wird bei der Massage eine starke Hautreizung angestrebt, werden die Griffe besonders schnell und kräftig ausgeführt.

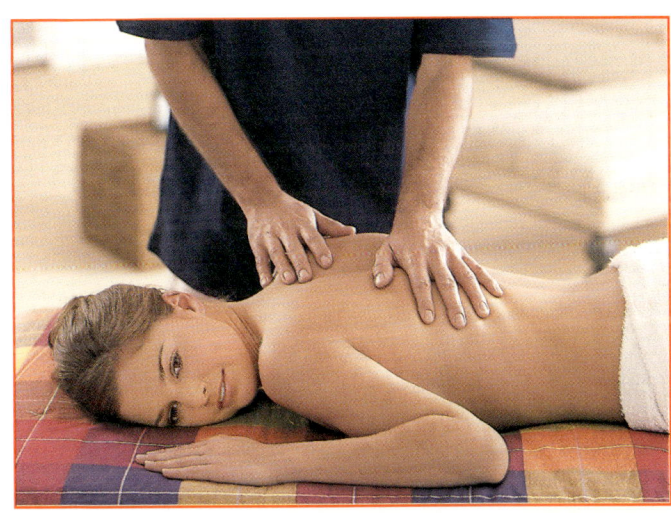

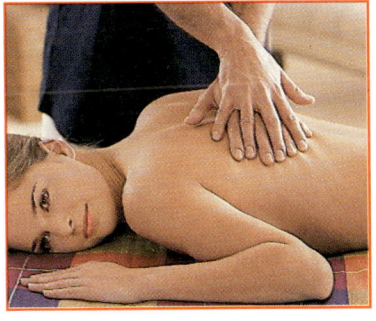

Die Bewegung der Hände entlang der Haut wird durch Massageöle erleichtert. Als Basisöle verwendet man Pflanzenöle, die durch einen geringen Anteil von ätherischen Ölen verfeinert werden können.

Zirkelungen (Friktionen)

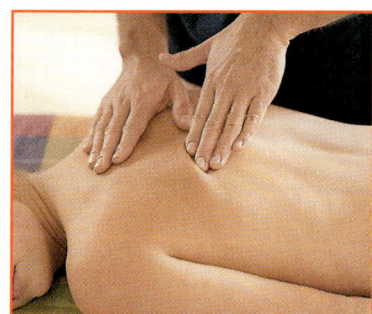

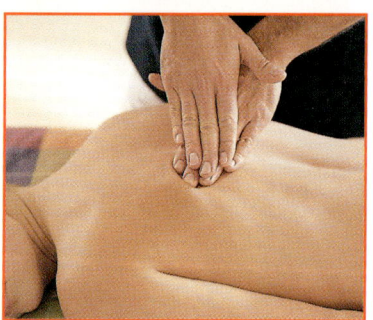

Wenn wir mit einer oder mit mehreren Fingerkuppen, dem Daumen, Handballen oder den Fingerknöcheln kleine, kreisförmige, reibende Bewegungen ausführen, spricht man von Zirkelungen (Friktionen). Die massierenden Handteile bohren sich dabei gewissermaßen geradlinig, kreis- oder spiralförmig in die Tiefe. Der Druck entspricht der gewünschten Tiefenwirkung und kann durch Steilstellen der Finger und durch zusätzlichen Druck mit der anderen Hand variiert werden.

Zirkelungen werden verschiebend oder vorwärtsschreitend genannt, wenn nach jeder Einzelzirkelung der Druck kurz gelöst und dann, etwas verschoben, wieder neu angesetzt wird. Sie können aber auch mit beiden Händen abwechselnd und fortschreitend massieren.

Hautverschiebungen

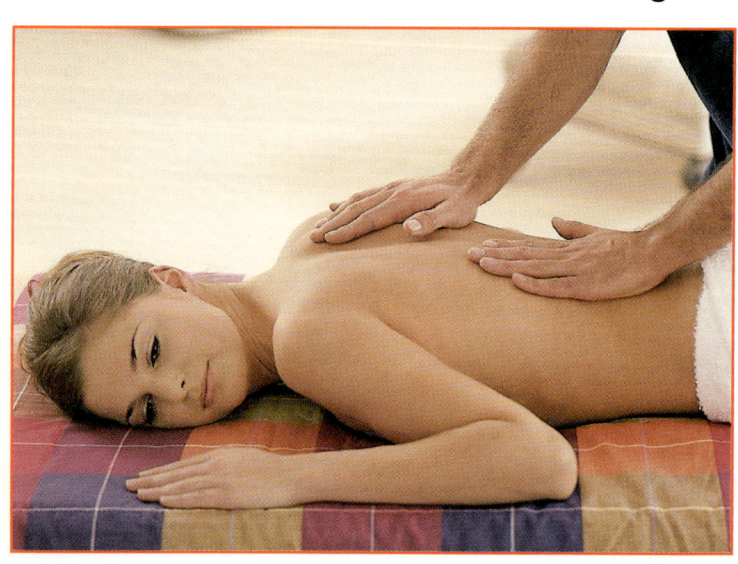

Mittels der Hautverschiebung wird versucht, Verklebungen des Gewebes zu lösen. Sie werden eher langsam ausgeführt, wobei die Haut gegen die Unterhaut verschoben werden soll. Der Griff kann großflächiger oder auch in einem begrenzten Bereich angewendet werden.

Klatschungen, Klopfungen, Hackungen (Tapotements)

Klatschungen werden mit hohlrunden Händen verabreicht. Stellen Sie sich einen Gymnastikball vor, den Ihre Hände leicht umfassen. Dadurch entsteht beim Auftreffen des Hohlraums der Hand auf der Haut ein Luftpolster, das einen dumpfen Laut verursacht. Diese Bewegungen werden mindestens eine Minute lang durchgeführt. Klatschungen üben einen besonders intensiven Reiz auf die Haut aus, dadurch wird die Durchblutung ungemein gefördert.

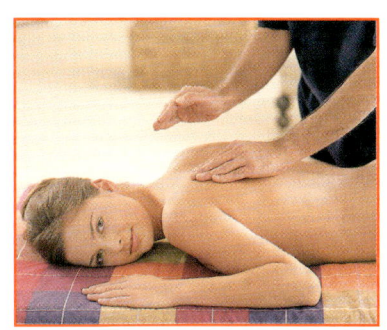

Klopfungen Bei den Klopfungen bilden wir beidhändig leicht geschlossene Fäuste – die Fingerkuppen von Zeigefinger und Daumen haben dabei Kontakt – und schlagen mit lockeren Handgelenken wechselseitig mit der Kleinfingerseite auf den Körper des Partners.

Noch ein Hinweis: Die Grifftechniken des Klatschens, der Klopfungen und der Hackungen sollte man auf keinen Fall an der Wirbelsäule und anderen knöchernen Zonen, bei Krampfadern, auf empfindlichem oder entzündetem Gewebe sowie auf Brust, Bauch, Kopf und Nacken anwenden. Und denken Sie daran, dass immer von der Peripherie zum Herzen hin massiert wird – das gilt auch für diese Techniken.

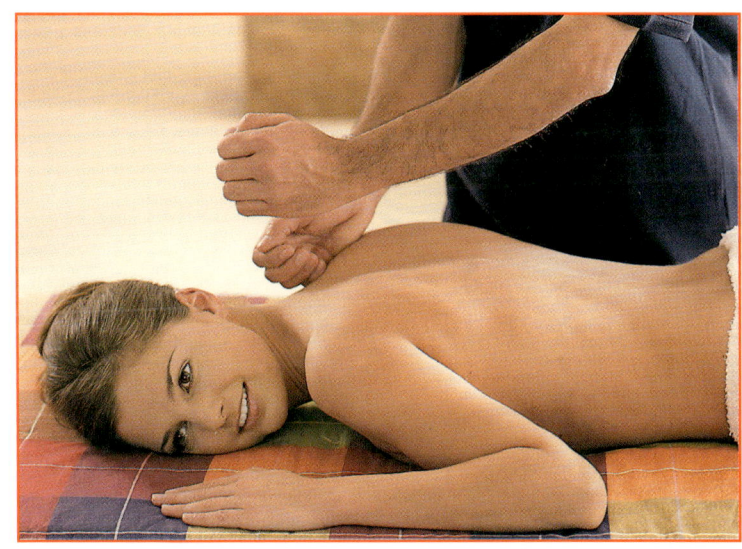

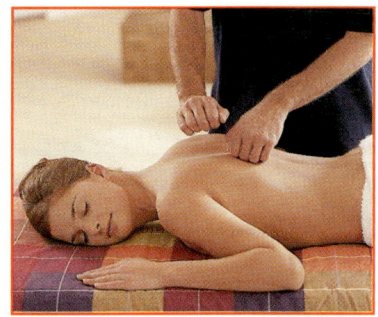

Klopfungen können auch als Variante der Fingerkuppen- oder Fingerknöchelklopfung angewandt werden. Dabei sollen die Hände aber nicht über die Haut rutschen oder wie beim Wringen von Wäsche verdreht werden. Die Daumen müssen möglichst immer auf einer Linie wandern. Die Intensität kann je nach behandelter Körperregion wechseln, sollte jedoch nicht schmerzhaft sein.

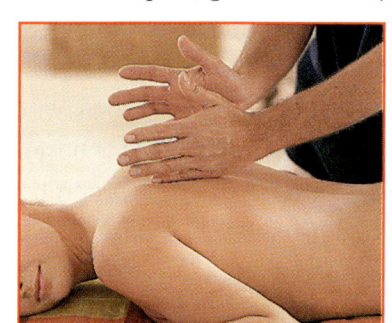

Um die Hackungen vorzunehmen, formen wir eine Spreiz- oder Jazzhand. Dabei übt die Kleinfingerseite einen leichten, klopfenden Druck auf die Muskeln aus.

Walkungen

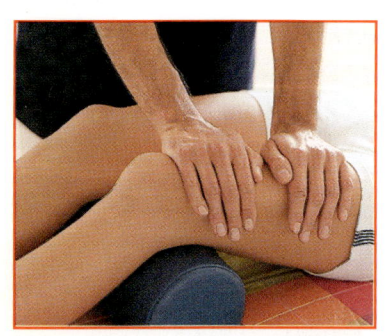

Walkungen wirken bei der Bearbeitung großer Muskelgruppen vor allem in die Tiefe. Die Muskelgruppe wird mit dem Handballen gegen den harten Widerstand eines Knochens ausgedrückt. Die Bewegungen der massierenden Hand entsprechen dabei ganz denen beim Walken eines Teiges. Durch Herandrücken der Muskulatur erleichtern die Finger das Walken. Die massierende Hand sollte dabei einen kleinen Kreis beschreiben, weil dadurch die Fortbewegung am Muskel entlang erleichtert wird.

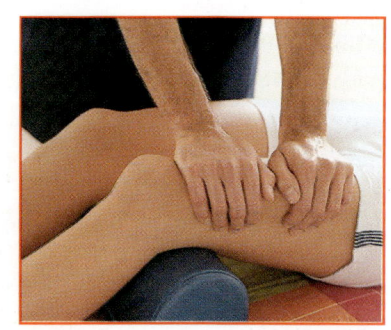

Wringungen

Wringen als Massagetechnik meint eine drückende, ziehende und drehende Bewegung der Hände in entgegengesetzter Richtung, bei der die Muskeln ausgewrungen werden. Wringungen sind besonders wirksam nach dem Kneten, wenn die Muskeln gelockert sind. Die Wringung wird an Stellen mit gut fassbarer Muskulatur (z. B. Beine) angewendet.
Eine Hand wird nah, die andere entfernt zu Ihnen auf die zu massierenden Muskeln gelegt. Die nahe Hand schieben Sie drückend von sich weg und gleichzeitig die entferntere zu sich heran. Drehen Sie die Muskeln, wenn sich Ihre Hände kreuzen, und setzen Sie die Bewegung an der Muskelpartie entlang fort.

Vor dem Wringen sollten die Muskeln möglichst bereits gelockert sein!

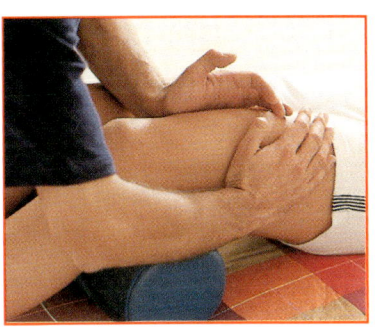

Schüttelungen und Rollungen

Bei den Schüttelungen werden Daumen und Finger gespreizt und an den Muskel angelegt. Mit lockeren Hin- und Herbewegungen der Hand wird der Muskel zwischen Daumen und Fingern geschüttelt. Dabei ist das Handgelenk mäßig stabilisiert.
Bei den Rollungen umfassen die Hände eine Muskelgruppe, wobei die eine Seite mit den Fingern und die andere mit dem Handballen angelegt wird. Nun werden die Hände möglichst weit ausholend hin und her bewegt, damit die erfasste Muskulatur locker um den Knochen rollen kann. Beide Griffe dienen der Lockerung.

Achten Sie darauf, dass die Hände bei den Schüttelungen in den Handgelenken beweglich bleiben.

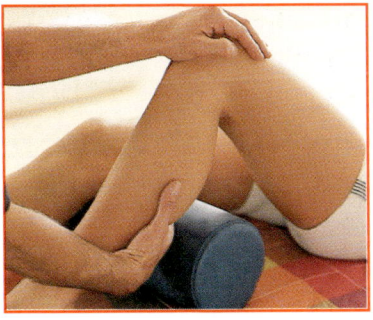

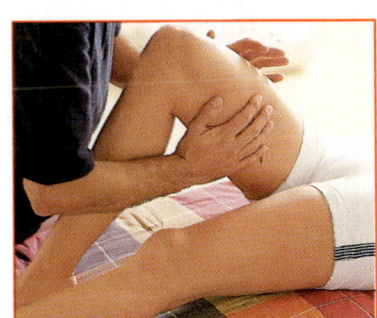

Die Anwendungs-programme

Nahezu alle Beschwerden des Alltags können durch eine fachgerechte Massage gelindert werden. Aber auch, wenn man sich nur müde und abgespannt fühlt, der Rücken schmerzt und die Gemütslage nicht gerade rosig ist, hilft die heilsame Berührung. Nachdem Sie nun die wichtigsten Massagegriffe kennengelernt haben, sollten Sie sie in diesem Sinn einsetzen – bei sich selbst oder beim Partner.

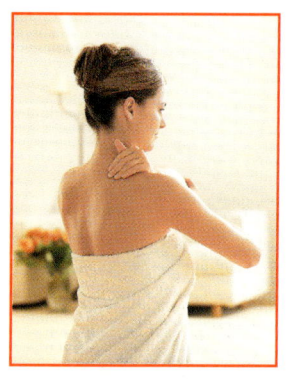

Auch wenn eine Partnermassage oft wirksamer ist, kann doch die Selbstmassage wesentlich zur Verbesserung des Gesamtzustandes beitragen.

Wenn Sie sich für eine Ganzkörpermassage entschieden haben, beginnen sie am besten mit der Körperrückseite. Danach kommen die berührungsempfindlicheren Bereiche der Vorderseite an die Reihe.

Die Selbstmassage

Selbstmassage ist eine der besten und einfachsten Methoden, sich mit der Massage vertraut zu machen. Sie kann im Sinne der Körpererfahrung, zur Körperhygiene und manchmal auch als Entmüdungsmassage durchgeführt werden. Zu beachten ist, dass die von Ihnen massierten Muskeln locker sind, und dass Sie eine bequeme Körperhaltung einnehmen. Körperstellen, die Sie nur schwer erreichen, bearbeiten Sie mit einer Massagebürste mit Stiel, damit zumindest die Hautdurchblutung intensiviert wird.

Die Partnermassage

Haben Sie erst einmal durch Selbstmassage ein wenig praktische Erfahrung gesammelt, wird es Ihnen nicht schwer fallen, Ihren Partner, einen Familienangehörigen oder gute Freunde zu massieren. Massage hat ihren Reiz in der Berührung, die die einfachste, aber auch direkteste Art des menschlichen Kontaktes darstellt. Es ist ein schönes Erlebnis, jemandem mit einer gelungenen Massage ein Wohlgefühl zu vermitteln.

Aktivprogramm 1:
Massagen zur Entspannung

Das Gleichgewicht zwischen An- und Entspannung, Aktivität und Ruhe, Stress und Erholung ist heutzutage leider allzu oft gestört. Dauerstress ist nicht nur Ursache zahlreicher Krankheiten. Nein, er verleitet auch zu gesundheitsschädigenden Verhaltensweisen. So rauchen manche unter Stressbelastung mehr als sonst, andere ernähren sich ungesund, wieder andere suchen Entspannung im Alkohol. Dadurch nimmt die Leistungsfähigkeit ab und man fühlt sich unwohl.

Zu viel Stress macht krank

Natürlich gehört Stress zum Dasein, doch zu viel beeinträchtigt unser Wohlbefinden so nachhaltig, dass wir krank werden. Die Statistik beweist: Immer mehr Herz-Kreislauf-Erkrankungen und eine ansteigende Zahl von Herzinfarkten mit tödlichem Ausgang stehen in unmittelbarem Zusammenhang mit dieser Zivilisationskrankheit.

Zur Erhaltung der Gesundheit ist es außerordentlich wichtig, die eigenen Kräfte verantwortungsbewusst einzusetzen und Überforderungen zu vermeiden.

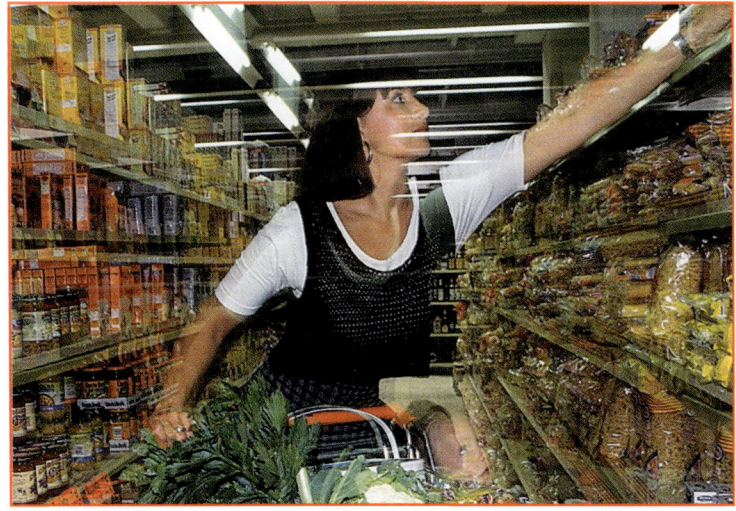

Wenn die Belastungen des Alltags überhand nehmen, wird der Stress zum ständigen Begleiter. Jetzt wird es Zeit, etwas für die Entspannung von Körper und Seele zu tun.

Wie man mit Stressbelastungen umgeht, kann man erlernen. Doch es gibt kein Patentrezept. Man muss sich die geeigneten Maßnahmen zur individuellen Stressbewältigung und die entsprechenden Entspannungstechniken selbst zusammenstellen, wobei eine fachliche Beratung hilfreich sein kann.

Es lassen sich vier Ebenen der Stressreaktion beobachten und beschreiben:

1. Die kognitive Ebene

Diese Ebene beinhaltet die geistig-gedanklichen Vorgänge wie Wahrnehmungs- und Denkprozesse. Die Wahrnehmung ist eingeengt auf die Reize, die für die stressauslösende Situation wichtig sind. Zugleich laufen gedankliche Bewertungen ab wie: »Das schaffe ich nie!« Mögliche Reaktionen sind Leere im Kopf, der sogenannte Blackout, Konzentrationsmangel und Denkblockaden.

Die andauernde Stressbelastung sowie die zunehmende Unfähigkeit, die Spannung zu überwinden, stellen ernsthafte Risikofaktoren für lebensbedrohliche Herz-Kreislauf-Erkrankungen dar, auch für den gefürchteten Herzinfarkt.

2. Die emotionale Ebene

Eine Mischung aus unterschiedlichsten Gefühlen ist die Reaktion auf Stress auf der emotionalen Ebene. Sie besteht aus den Grundmustern Angriff und Aggression, woraus Flucht und Angst oder Hilflosigkeit abgeleitet werden können. Es kommt zu innerer Unruhe, Angst, Unwohlsein, Ärger , Panik bis hin zu Depressionen.

3. Die vegetativ-hormonelle Ebene

Durch vegetative und hormonelle Aktivierung des Organismus werden die Stresshormone Adrenalin, Noradrenalin, Testosteron und Kortisol ausgeschüttet. Das Herz-Kreislauf-System wird gemeinsam mit der Atmung angekurbelt; der Blutdruck steigt durch die Verengung der Blutgefäße; die Pupillen weiten sich, Zucker und Fette werden gelöst und die Verbrennungsvorgänge intensiviert. Das kann weiterhin zur Folge haben:

Schweißausbrüche, Engegefühl in der Brust, weiche Knie, Kurzatmigkeit, Kloß im Hals, Tränen, geschwollene Adern, Erröten, flaues Gefühl in der Magengegend, Herzrasen, trockener Mund.

4. Die muskuläre Ebene

Diese Ebene umfasst die Reaktionen im Bereich der Skelettmuskulatur, die der willkürlichen Beeinflussung unterliegt. Da die gesamte Skelettmuskulatur vorgespannt ist, stellt sich unser Körper auf Angriff oder Flucht ein, man fühlt sich »sprungbereit«. Erkennt man die eigenen Aktivierungsreaktionen frühzeitig, können diese als Signale interpretiert werden, um dem Stress im Anfangsstadium entgegen zu wirken und individuelle Stressoren bei sich selbst und anderen festzustellen.

Zusätzliche muskuläre Reaktionen können sein: Starre Mimik, Zähneknirschen, Zittern, verzerrtes Gesicht, Zuckungen, Fingertrommeln, Fußwippen, geballte Fäuste, nervöse Gestik, Stottern, Spannungskopfschmerz, Rückenschmerzen.

Negativer Stress lähmt nicht nur unsere geistige Leistungsfähigkeit, sondern er wirkt auch auf die Funktionen unserer inneren Organe. Zugleich kommt es zu Veränderungen im Hormonhaushalt und bei der Regulierung des Blutdrucks.

WEGE ZUR STRESSBEWÄLTIGUNG

* Die Analyse der eigenen beruflichen wie privaten Situation
* Positive Nutzung der Stressenergie
* Herstellen des notwendigen Gleichgewichts zwischen Spannungs- und Entspannungszuständen
* Kennenlernen verschiedener Methoden und Ansatzpunkte zur Entspannung und Stressbewältigung
* Abbau der Folgewirkungen von Stress bzw. vorbeugende Maßnahmen
* Entwicklung eines individuellen Stressprogramms
* Wirksamkeitskontrolle des Programms mit eventuell notwendiger Veränderung

Wichtig ist es, die Stresssignale rechtzeitig wahrzunehmen. Dann kann man sich besser auf die Belastung einstellen und eine Antistress-Strategie entwickeln. Dabei sollte man aber stets zwischen negativem Stress (Distress) und positiver Anspannung (Eustress) unterscheiden.

Ist das Stressmuster erkannt, ist ein erster Schritt in Richtung Stressbewältigung getan. Wie wir das realisieren und auf welche Art und Weise wir unser Leben ändern, ist auch eine Sache des Informationsstandes und der bewussten Entscheidung eines jeden Einzelnen.

Wie bereits erwähnt wurde, kann Massage sehr gut zur Entspannung beitragen. Sie löst Muskelverspannungen und hilft auch bei übernervöser Psyche. Regelmäßige Entspannungsmassagen lassen Sie gesünder und somit zufriedener leben.

Die Entspannungsmassage

Es gibt für die Entspannungsmassage keine vorgeschriebene Reihenfolge. Es wird jedoch empfohlen, zuerst Rücken oder Gesicht zu massieren. Die Bewegungen sollten unbedingt fließend ineinander übergehen; wenn möglich sollte auch ein nahtloser Übergang von der einen zur nächsten Körperpartie stattfinden. Nehmen Sie sich 60 bis 90 Minuten Zeit, um die gewünschte Wirkung zu erzielen.

Schaffen Sie eine angenehme Atmosphäre für die Zeit der Massage. Wohlige Wärme, entspannende Musik und ausreichend Zeit lassen die Behandlung zum Genuss werden.

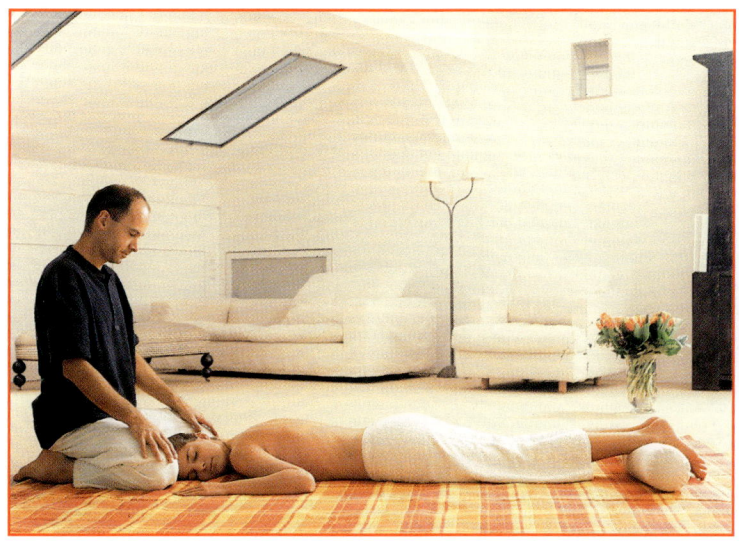

Partnermassage zur Entspannung

Im Folgenden wird eine Partnermassage zur Entspannung und zum Stressabbau beschrieben, die am Rücken beginnt.

Lagerung: Ihr Partner liegt auf dem Bauch, die Arme sind seitlich eng neben dem Körper ausgestreckt, damit sie entspannt sind. Eine Rolle oder ein Handtuch wird unter die Fußrücken gelegt. Zeigt sich ein starkes Hohlkreuz, legen Sie Ihrem Partner ein zusammengerolltes Handtuch unter den Bauch.

Ihre Position: Zu Beginn der Massage platzieren Sie sich vor dem Kopf des Partners.

Oberer Rücken und Wirbelsäule

1a Beginnen Sie mit einer Streichung in Gegenrichtung, wobei die Hände oberhalb der Schulterblätter aufliegen und die Kleinfingerseite nach außen zeigt. Bei dieser Technik verteilen Sie zuerst das in die Hände geträufelte Öl mit mäßigem Druck auf dem Rücken des Empfängers.

1b Streichen Sie nun beiderseits der Wirbelsäule entlang bis zum unteren Rücken (Lendenwirbelsäule) oder auch bis zum Gesäß.

1c Dort angelangt, führen Sie beide Hände mit leicht geöffneten Daumen nach außen und ziehen an den Flanken entlang nach oben in Richtung Schultern. Führen Sie den Griff über den Schulterrand nach innen zum Nacken-Hals-Bereich bis in die Ausgangsposition fort.
Wiederholen Sie diese Streichung 4 – 6-mal.

Gesamter Rücken

Positionswechsel: Platzieren Sie sich seitlich neben den Partner in Höhe des Gesäßes, so dass Sie mit den Händen den gesamten Rücken erreichen können.

Wenden Sie eine Entspannungsmassage an, sollten Sie zwei wichtige Aspekte berücksichtigen: Je langsamer die Bewegung, um so entspannender die Wirkung. Auch leichter Druck wirkt immer sehr entspannend. Der Druck sollte deshalb erst mit zunehmender Entspannung erhöht werden.

2a Die Streichungen mit beiden Händen und abgespreizten Daumen beginnen am unteren Lendenwirbelsäulenbereich und führen bis zur Nackenmuskulatur. Die Daumen streichen neben der Wirbelsäule in Richtung Kopf und schließen am Ende der Schulterblätter zu den Händen. Beim Überstreichen der Schultern sollten Sie die Hände leicht hohl stellen, um guten Hautkontakt halten zu können.

Wichtig: Positionieren Sie sich immer auf der gegenüberliegenden Seite der zu massierenden Muskelpartie, die Sie in diesem Fall besser greifen können.

2b Die Hände streichen gleitend außen ein Stück an den Oberarmen und dann an den Flanken zurück in die Ausgangsposition. Der anfänglich geringe Druck wird mit jeder Streichung leicht erhöht, was für den Partner aber immer noch angenehm sein sollte.

Wiederholen Sie diesen Griff 4-mal.

3a Die Ausgangsposition und auch die Handhaltung bleiben gleich. Im Gegensatz zur zuletzt beschriebenen Streichung obliegt die Arbeit nun fast ausschließlich den Daumen. Wir vollführen mit jeweils einem Daumen eine kurze und kräftige gerade Streichung (siehe »Fingerstreichungen« Seite 20) in Nähe der Wirbelsäule durch.

3b Bei der folgenden Streichung sind die Daumen versetzt hintereinander gestellt. Es wird von jedem Daumen lediglich ein relativ kleiner Bereich der Rückenmuskulatur bearbeitet. Wiederholen Sie diese Streichung so lange, bis Sie spüren, dass

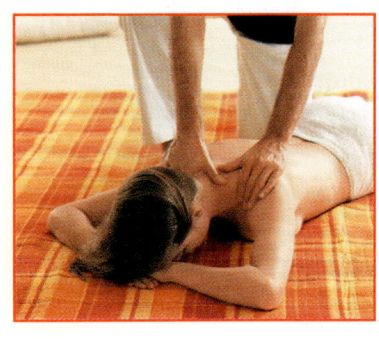

der Muskel weicher wird. Gehen Sie dann mit der Hand ein Stück weiter am gleichen Muskel entlang. (siehe »Fingerstreichungen« Seite 20).

Diese Daumenstreichung führen Sie 1-mal durch und schließen eine leichte Flachhandstreichung über den gesamten Rücken an (siehe »Handstreichungen« Seite 19). Schon dabei wird das Gefühl einer wohltuenden Entspannung vermittelt, das mit den folgenden Anwendungen weiter vertieft wird.

4a Der nächste Griff ist eine gegenläufige Streichung. Sie knien seitlich neben dem Partner und sind
ihm zugewandt. Legen Sie nun beide Hände in Höhe
des Beckenkamms flächig und mit anliegenden Daumen auf beide Seiten des unteren Rückens, wobei die
Fingerspitzen in Blickrichtung zeigen.

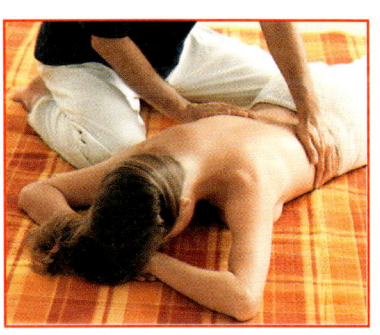

Ihre Hände streichen nun in entgegengesetzter Richtung: Die nahe Hand wird weg-, die entferntere her-
angezogen, quer über den unteren Rücken, wobei die
Hände eng aneinander vorbeigeführt werden.

4b Wandern Sie allmählich vom unteren Rücken bis zu den
Schultern und wieder zurück. Beachten Sie, dass Sie nur beim
Einwärtsführen der Hände mäßig Druck ausüben.
Dieser Griff dient der allgemeinen Entspannung und wird min-
destens 2-mal wiederholt.

5a Es folgt eine Flachhandstreichung des oberen Rückens:
Sie sitzen seitlich neben den Oberschenkeln des Partners. Legen Sie beide Hände flach unterhalb der Schulterblätter rechts
und links neben die Wirbelsäule, die Finger zeigen in Richtung
Kopf. Nun beginnen Sie, kopfwärts zu streichen.

5b Am Ende der Schulterblätter gleiten beide Hände aus-
wärts zu den Schultern, über die hinweggestrichen wird. Dann
streichen Sie mit verringertem Druck, aber vollständigem
Hautkontakt an den Oberarmen und dann übergehend zu den
Flanken seitlich außen nach unten. Die Handballen werden zur
Wirbelsäule gedreht und die Hände wieder in der Rückenmit-
te zusammengeführt.
Wiederholen Sie die Massage des oberen Rückens 2 – 4-mal.

Versuchen Sie, bei den Rückenstrei-chungen den Haut-kontakt der Hände immer aufrechtzu-erhalten, und strei-chen Sie gleich-mäßig mit langsam anwachsendem Druck.

Entspannung der Nackenmuskulatur

6a Der Massierte legt seine Hände übereinander unter die
Stirn, damit sich die Nackenmuskulatur, der obere Anteil des

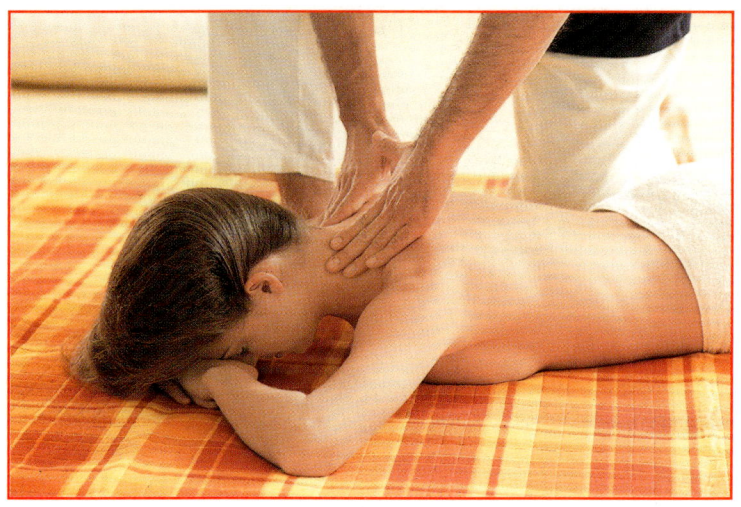

Kapuzenmuskels sowie der Deltamuskel entspannen können. Nun beginnen Sie mit Fingerstreichungen vom Hinterkopf in einem Halbkreis über die Nackenmuskeln, den Rand des Trapezius, den Deltamuskel und wieder zurück in einem Halbkreis nach innen über das Schulterblatt. Sie können beidhändig und gleichzeitig oder im Wechsel rechts-links streichen (4-mal wiederholen).

6b Jetzt streichen Sie mit beiden Händen die Ränder des Trapezius – wir beginnen in diesem Fall allerdings am Hinterkopf hinter den Ohren.

Verlauf und Wiederholungen wie bei 6a.

Über die Lage und den Verlauf der Nackenmuskeln können Sie sich auf den Bildtafeln (siehe Seite 8–11) informieren.

6c Es folgen leichte beidhändige Knetungen der Nackenmuskeln (oberer Anteil des Trapezius) und des Deltamuskels. Greifen Sie beidhändig eine Seite der Nackenmuskeln, heben Sie sie leicht an und arbeiten dann im Wechsel rhythmisch gegeneinander. Eine Hand zieht den Muskel mit den Fingern heran, während der Daumen der anderen Hand dagegen schiebt. Lassen Sie die Hände am Muskel entlangwandern – vom Nacken bis zum Deltamuskel und wieder zurück. Wenden Sie diesen Griff 2-mal an.

6d Drückungen (Karnickelgriff) an den oberen Trapeziusrändern und im Nacken runden diesen Massageteil ab. Greifen Sie sich einen Muskel, heben Sie ihn an und pressen Sie ihn mit leichtem Druck aus. Dabei drücken die Finger den Muskel

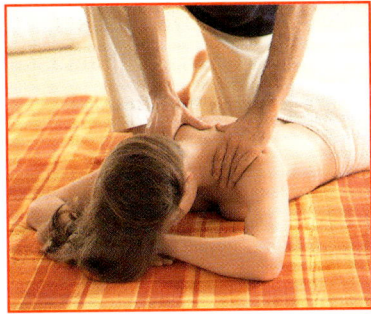 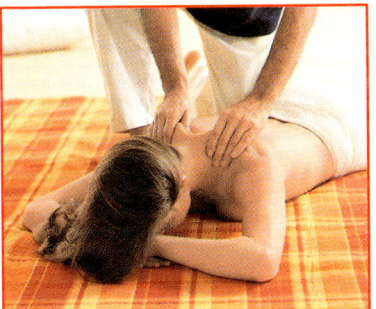

gegen den Handballen oder den Daumen, was abhängig von der Menge der gegriffenen Muskulatur ist. Hier reicht eine einmalige Wiederholung.

Wiederholen Sie nach dieser Knetung und Drückung die unter 5a beschriebene Flachhandstreichung 4-mal.

Beinrückseite und Fuß

Positionswechsel: Um die Rückseite der Beine massieren zu können, knien Sie sich vor die Füße Ihres Partners, der die Bauchlage beibehält. Legen Sie eine Rolle unter den Fußrist, damit sich die Museln entspannen können.

Wichtig: Verzichten Sie bei Krampfadern auf eine Massage der Beine!

7a Zuerst wenden Sie die beidhändige Streichung an, da der Schwerpunkt auf einer Entwässerung der Beine und allgemeiner Entspannung liegt. Setzen Sie den Griff rechts und links neben der Achillessehne an.

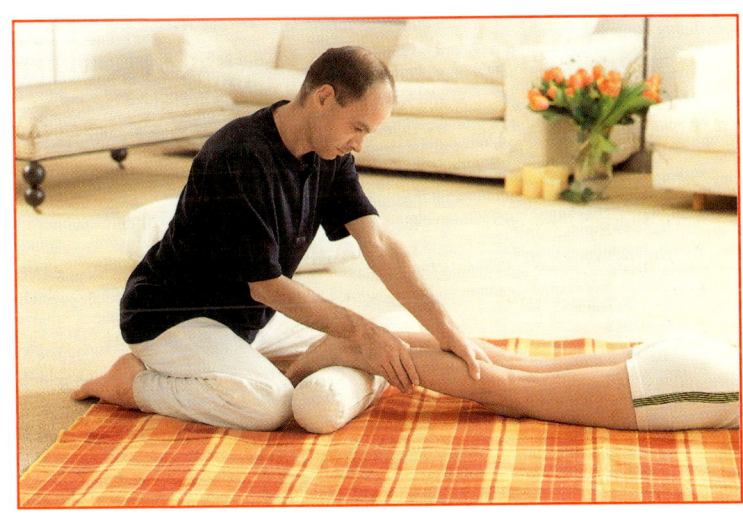

7b Legen Sie die leicht eingeölten Hände flächig auf, und streichen Sie ohne Unterbrechung von den Knöcheln über die Waden und die Oberschenkel bis zur Gesäßfalte. An der Kniekehle sollten Sie den Druck ein wenig mindern.

7c Am Gesäß angelangt, führen Sie eine Hand zur Innenseite und die andere zur Außenseite des Oberschenkels und streichen mit beiden Händen ohne Druckausübung zurück in die Ausgangsposition. Etwa 4 – 6-mal hochstreichen und den Druck vermehrt an der Innenseite des Oberschenkels ausüben, da dort Hauptvenen und Lymphgefäße verlaufen.

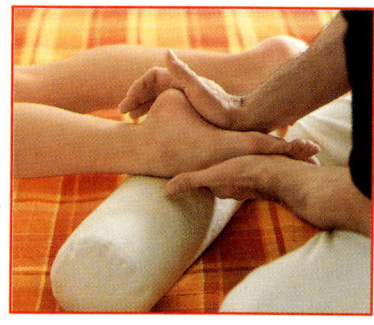

8a Legen Sie die Füße des Partners abwechselnd in Ihre Hände – den rechten Fuß in die Rechte und umgekehrt. Mit der anderen Hand führen Sie eine Handballenstreichung von den Zehen in Richtung Ferse über das Längsgewölbe des Fußes durch.
Diese Streichung wiederholen Sie 6 – 8-mal, erst mit leichtem, dann mit kräftigerem Druck.

8b Jetzt nehmen beide Hände den Fuß so in die Hand, dass die Daumen eine Zirkelung bzw. Friktion an den Muskeln der Fußsohle durchführen können. Die Finger befinden sich am Fußrist, die Daumen beginnen nebeneinander am Fußballen direkt hinter den Zehen mit kleinen rotierenden Bewegungen. Nach jeder Kreisbewegung des Daumens möglichst den Druck leicht lösen und ein Stück weiter Richtung Ferse neu ansetzen.
Führen Sie die beschriebene Zirkelung 1 – 2-mal durch.

8c Im Anschluss an die zuvor angeführten Griffe wird die Fußsohle mittels einer Hand- oder Handballenstreichung noch einmal gut ausgestrichen. Es folgt eine einmalige beidhändige Ausstreichung der gesamten Beinrückseite.
Damit ist die Entspannungsmassage der Körperrückseite abgeschlossen. Es folgt ein Positionswechsel.

Wenn Ihr Partner an den Fußsohlen kitzlig ist, beginnen Sie sofort mit stärkerem Druck zu massieren. Sollte die Haut sehr trocken sein, tragen Sie reichlich Öl auf.

Gesichtsmassage

Lagerung/Position: Die nun folgende Gesichtsmassage kann im Sitzen oder Liegen
durchgeführt werden. Hier wird die zweite
Variante empfohlen, Ihr Partner braucht
sich nur in die Rückenlage zu begeben.
Setzen Sie sich im Fersensitz hinter den
Kopf des Partners und legen ihm ein Kissen
unter den Kopf, wodurch sich die vordere
Halsmuskulatur entspannen kann. Günstig
wirkt sich eine vorherige kurze Nacken-
massage aus, die ja schon vorgestellt wurde
(siehe 6a–d).

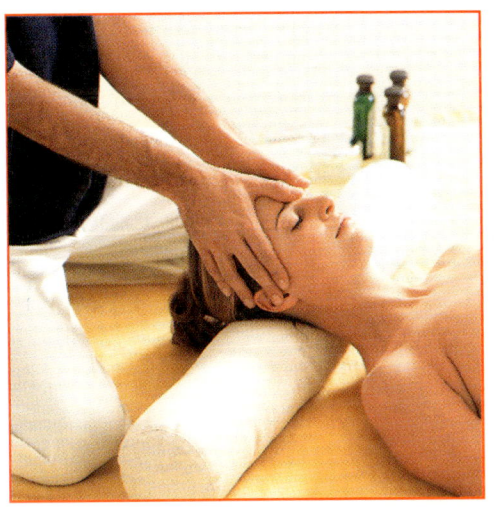

9a Legen Sie beide Hände seitlich neben den Kopf, die Fingerspitzen zeigen zu den Ohren. Die Daumen streichen ganz
aufliegend von der Stirnmitte nach außen; die Daumenbeeren,
die vordersten Glieder der Daumen, liegen dabei an der Nasenwurzel zwischen den Augenbrauen. Sie schließen in Schlä-
fenhöhe zu den Händen, die dann weiterstreichen über die
Schläfen hinaus zu den Ohren. Dort den sanften Druck lösen
und die Hände in die Ausgangslage zurückführen. Den Griff
wieder neu ansetzen. Diese Streichung 4-mal durchführen.

*Alternativ können
Sie diese Wangen-
streichung auch mit
den Fingern aus-
führen.*

9b Jetzt nehmen Sie sich die Wangen vor. Beginnen Sie direkt unter den inneren Augenwinkeln, und ziehen Sie mit beiden Daumenbeeren nach außen über die Wangenknochen bis
zum Unterkieferrand. Arbeiten Sie sich Daumenbreite für Daumenbreite bis zum Kinn herunter.

9c Es schließen sich Fingerstreichungen vom Kinn über den
Unterkiefer bis zum Ohr an. Zeige- und Mittelfinger liegen
oberhalb der Kinnspitze, Ring- und Kleinfinger darunter, die
Daumen sind leicht abgespreizt. Nun werden die auf der Haut
aufliegenden Finger in Richtung Ohr geführt.

Sie können diesen Griff als so genannte ableitende Ausstreichungen der großen Halsvenen fortführen. Lassen Sie die Hände über die vorderen Halsmuskeln beidseitig des Kehlkopfes und die seitlichen Halsmuskeln weiterlaufen und beenden ihn im Dekolleteebereich oberhalb der Brust.
Das Ganze 2-mal wiederholen.

Massage von Brust und Bauch

Position: Behalten Sie die bei 9 eingenommene Position bei. Ihr Partner befindet sich weiter in der Rückenlage, möglichst mit etwas erhöhtem Oberkörper. Dadurch kann sich die Brustmuskulatur besser entspannen. Günstig ist auch eine Rolle unter den Kniekehlen. Die Arme liegen parallel neben dem Körper.

Beachten Sie: Die weibliche Brust ist für eine Massage tabu! Streichen Sie nur bis zum Rippenbogen.

10a Beide Hände liegen in Brustkorbmitte und streichen gleichzeitig in Richtung Bauch. Wird eine Frau massiert, werden die Hände dicht nebeneinander gestellt und zwischen den Brüsten geführt.

10b Dort spreizen Sie die Finger nach außen, führen sie wieder zusammen und gleiten über die Brustmitte zurück zum Ausgangspunkt. Der Rückweg der Hände wird nur mit sanftem Druck durchgeführt.
4-mal wiederholen.

10c Alternativ oder ergänzend zu (10b) können Sie den Rückweg auch vom

unteren Rippenbogen an den Körperflanken mit gleichstarkem Druck in Richtung Schultern nehmen. Die Hände werden über die Schultern (Deltamuskeln) und den Nacken entlang bis zum Knochen der Schädelbasis gezogen und dann in die Ausgangsstellung geführt.
Wiederholen Sie diesen Griff 2 – 4-mal.
Positionswechsel: Setzen Sie sich neben den Partner in Bauch- bzw. Hüfthöhe, und drehen Sie ihm die Front Ihres Oberkörpers zu.

11a Verreiben Sie ein wenig Öl zwischen Ihren Händen, und verteilen Sie es mit langsamen Handstreichungen auf dem Bauch des Partners. Dabei liegen die Hände flächig auf und beschreiben Kreise im Uhrzeigersinn. Streichen Sie die gesamte Fläche zwischen Hüfte und Brustkorb mit leichtem Druck, wobei die Größe der Kreise variieren kann.
6 bis 8 Wiederholungen.

Hinweis: Bauchmassagen sollten Sie nicht direkt nach den Mahlzeiten durchführen.

11b Schließen Sie am besten nahtlos die gegenläufige Streichung an, die aus der gleichen Ausgangsposition verabreicht wird. Beide Hände liegen in Höhe der Hüftknochen mitten auf dem Bauch des Partners. Eine Hand schiebt zur Gegenseite, die andere zieht zu Ihnen, wobei die Hände eng aneinander vorbeistreichen und jeweils eine Handbreit in Richtung Brust versetzt werden. Dann in Richtung Becken zurück.

11c Beugen Sie sich ein Stück vor, und schieben Sie eine Hand unter die Ihnen gegenüberliegende Seite der Taille des Partners. Ziehen Sie mit kräftigem Hautkontakt die Hand zu sich, und setzen Sie dann die andere Hand an.
Ziehen Sie mit jeder Hand mindestens 3-mal, und denken Sie an den Seitenwechsel.

Positionswechsel: Knien Sie sich jetzt seitlich neben die Oberschenkel des Partners mit Blick zum Gesicht.

Massieren Sie mit langsamen, gleitenden Bewegungen, um den Entspannungseffekt zu erhöhen.

11d Es folgen Handstreichungen über den gesamten vorderen Rumpf. Wir streichen mit flachen Händen, beginnend zwischen den Beckenknochen, über Bauch und Brust in Richtung Kopf. Wenn Sie mit den Fingern die Schlüsselbeine erreicht haben, gleiten die Hände zu den Schultern, umfassen diese und laufen an den Körperaußenseiten bis zur Taille zurück. Dort drehen Sie dann die Hände mit den Fingern nach außen. Danach bringen Sie die Hände wieder in die Ausgangslage. Diese Streichung 4 – 6-mal durchführen.

Massage von Armen und Händen

Wichtig ist, dass der zu massierende Arm locker und entspannt sein sollte. Er darf Ihnen also nicht entgegengehalten werden. Es empfiehlt sich, den Arm des Partners anzuheben oder neben dem Körper liegen zu lassen.

12a Beginnen Sie mit einer Flachhandstreichung des Armes, wobei die dem Partner zugewandte Hand den zu massierenden Arm am Handgelenk festhält. Die Hand liegt flach auf und streicht an der Armvorderseite vom Handgelenk zur Schulter

hin, die auch überstrichen wird. Dann geht es mit ganz leichtem Druck zurück zum Handgelenk.

12b Heben Sie nun den Arm Ihres Partners so weit an, dass er keinen Kontakt mehr zur Unterlage hat. Umfassen Sie den Unterarm am Handgelenk wie einen Stab, wobei der Daumen oben aufliegen muss. Schieben Sie mit diesem Griff Ihre Hand bis zum Ende des Oberarmes, und halten Sie mit mäßigem Druck Hautkontakt. Lösen Sie den Druck auf dem Rückweg. 2-mal wiederholen.

13a Beginnen Sie jetzt Handstreichungen am Handrücken. Halten Sie dabei mit einer Hand die zu massierende Hand, und streichen Sie flächig 4 – 6-mal von den Fingern über den Handrücken zum Handgelenk.

13b Bei der folgenden Daumenstreichung massieren Sie mit beiden Daumen die Fingerstrahlen des Handrückens. Dazu umfassen Sie mit beiden Händen eine Hand des Partners, wobei die Daumen auf dem Handrücken aufliegen und die Finger im Handteller stützen.
Wiederholen Sie diese Streichung pro Hand 2 – 4-mal.

13c Drehen Sie die Hand des Partners, so dass die Handinnenseite nach oben zeigt. Streichen Sie dann mit beiden Daumen zugleich bzw. im Wechsel den gesamten Handteller von den Fingern zum Handgelenk aus.
Auch hier reichen 2 bis 4 Wiederholungen.

13d Zum Abschluss noch einmal den Unterarm bis in die Ellbogenbeuge ausstreichen.

Massage von Beinvorderseite und Fuß
Position: Platzieren Sie sich so, dass Sie die gesamte Länge der Beine bearbeiten können.

14a Die Hände werden innen und außen am Unterschenkel angelegt, die Fingerspitzen zeigen nach oben in Streichrichtung. Gleiten Sie dann langsam und mit mittelstarkem Druck über die gesamte Länge des Beines. Achten Sie darauf, dass Sie bei den Wiederholungen immer wieder zusätzliche Muskelanteile erreichen, damit die Beinvorderseite vollständig massiert werden kann.

14b Oben angelangt, lassen Sie eine Hand an der Innenseite, die andere Hand von der Hüfte an der Außenseite des Beines mit sehr leichtem Druck wieder zum Fuß hinuntergleiten.
Diese Handstreichung wird 4-mal ausgeführt.

Es ist wichtig, dass die Muskeln bei der Massage so gut es geht, entspannt sind. Am besten, Sie heben Arme oder Beine, die Sie massieren wollen von der Unterlage ab und stützen sie während der Behandlung.

15a Bei den Füßen drücken Sie die eine Hand gegen die Fußsohle, um Gegendruck zu erzeugen. Die andere Hand streicht über den Fußrücken, wobei der Daumen zur Fußinnenseite zeigt. Die Streichung beginnt bei den Zehen und verläuft bis zu den Knöcheln bei vollem Kontakt der Hand.

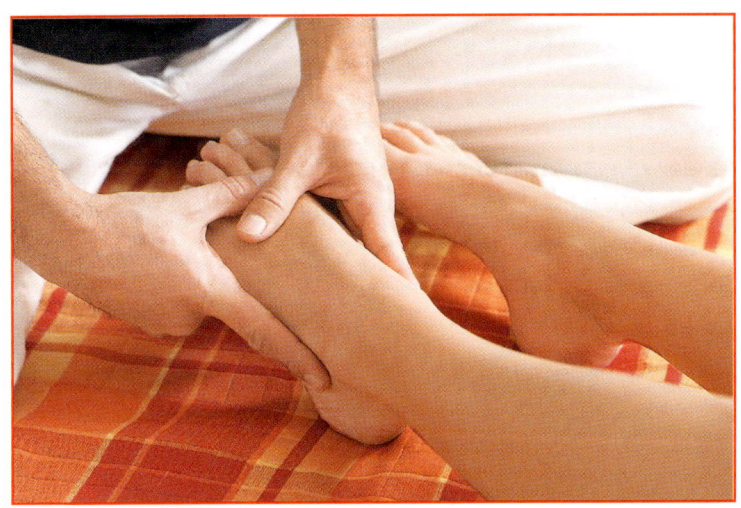

15b Mit der Fingerstreichung ziehen und schieben Sie mit den Fingerbeeren (Innenseiten der vordersten Fingerglieder) zwischen den Zehenstrahlen des Fußrückens mit kräftigem Druck von den Zehen in Richtung zum Sprunggelenk und dann wieder zurück.

Beide Streichungen können Sie auf beiden Seiten zwischen 4 – 6-mal anwenden.

Selbstmassage zur Entspannung

Denken Sie daran: Auch bei der Selbstmassage wird immer in Richtung zum Herzen hin massiert.

Auch wenn diese Art der Entspannungsmassage nicht ganz so angenehm ist wie die Partnermassage, sollen an dieser Stelle einige wichtige Griffe zur Selbstmassage beschrieben werden. Die hier vorgeschlagene Reihenfolge ist nicht bindend und kann ganz Ihren individuellen Bedürfnissen angepasst werden. Wichtig ist nur, dass Sie eine Position für sich wählen, in der Sie die zu massierenden Körperregionen gut erreichen können. Diese müssen während der Massage locker und entspannt bleiben. Alle Griffe, die unangenehm sind oder Schmerzen bereiten, lassen Sie einfach weg.

Gesichtsmassage

Position: Setzen Sie sich vor einen Spiegel. Benutzen Sie ein gutes Gesichtsöl oder eine Feuchtigkeitscreme, und verteilen Sie diese gleichmäßig über Ihr Gesicht.

Diese Gesichtsmassage beeinflusst u. a. auch den Spannungszustand der mimischen Muskulatur und kann auf diesem Weg die Faltenbildung verzögern oder mindern.

1a Beim Verteilen des Öls bzw. der Feuchtigkeitscreme im Gesicht zeichnen Sie mit langsamen Strichen Ihre Gesichtskonturen nach.

1b Streichen Sie nun mit den Fingern die Stirn von der Mitte zu den Schläfen. Die Finger zeigen entweder nach oben zum Haaransatz oder zueinander, wobei die kleinen Finger auf den Augenbrauen aufliegen. Der Druck ist mäßig bis mittelstark. Diese Streichung 6-mal wiederholen.

1c Legen Sie Zeige- und Mittelfinger beidseitig an der Nasenwurzel an. Streichen Sie an der Nase entlang zur Nasenspitze, wo der Ringfinger in die Fingerstreichung einbezogen wird. Von dort ziehen Sie seitlich weiter über das Jochbein (der meist hervorstehende Knochen unter der Augenhöhle) zu den Ohren. Heben Sie bei der Auswärtsstreichung die Ellbogen an. Diesen Strich führen Sie 4 – 6-mal durch.

1d Mit den Mittelfingern streichen Sie nun mit leichtem Druck die Augenhöhle von der Nasenwurzel zu den Schläfen hin aus. Der erste Strich verläuft unterhalb der Augenbrauen mit mittlerem Druck gegen den knöchernen Widerstand der Augenhöhle. Der zweite mit sanftem Druck über die geschlossenen Augenlider, und der dritte schließlich wiederum mit mittlerem Druck gegen den unteren Knochen der Augenhöhle über die Tränensäcke.

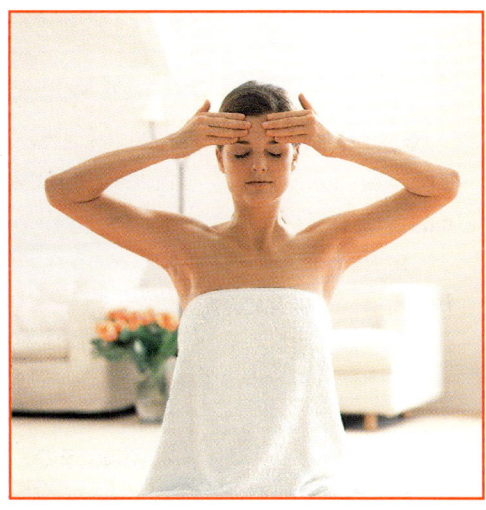

Wiederholen Sie jeden Strich mindestens 2-mal, besser jedoch 3 – 4-mal.

Bein- und Fußmassage

Position: Beugen Sie ein Bein im Knie so weit, dass Sie bequem die Beine ausstreichen können und dabei auch die Füße erreichen.

Verstärken Sie den Druck der Streichung im Wadenbereich, um die Venen und Lymphgefäße zu aktivieren. Sie verlaufen in der Spaltlinie des zweiköpfigen Wadenmuskels.

2a Beginnen Sie mit einer Beidhand- sowie Fingerstreichung der Beinrückseite. Legen Sie die Fingerkuppen beider Hände links und rechts an die Achillessehne, und streichen Sie daran hoch bis zum Beginn der Wadenmuskulatur, wo sich die Hände treffen. Nach diesem Fingerschluss liegt der Wadenmuskel in den Händen, die ihn umschließen und bis zur Kniekehle gleiten. An der Wade dürfen Sie den Druck verstärken, weil in der gut fühlbaren Spaltlinie des zweiköpfigen Wadenmuskels die Beinvenen und Lymphgefäße verlaufen. Dieser Griff wird 4 – 6-mal wiederholt.

2b Mit einer Beidhandstreichung, bei der eine Hand nach der anderen eine Streichbewegung durchführt, wird die Vorderseite des Unterschenkels ausgestrichen. Die Fingerspitzen der äußeren Hand zeigen nach innen, die der anderen Hand nach außen. Hauptsächlich werden der vordere Schienbeinmuskel und der lange Zehenstrecker bedacht. Bei der Streichung mit mäßigem Druck werden die Muskeln gegen das Schienbein ausgedrückt und in Richtung Knie ausgestrichen. Legen Sie die innere Hand an das untere Schienbeinende, der Handballen liegt dem Schienbein auf, die Finger fassen die Muskeln. Nach Beginn der Streichung setzt die zweite Hand ein und folgt der ersten. Wiederholen Sie diese Wechselstreichung bei mäßigem Druck mit jeder Hand 4-mal (8 Streichungen).

2c Es folgen Streichungen der Oberschenkel von der Kniescheibe hin zur Leiste bzw. von der Kniekehle bis zur Gesäßfalte. Diese Massage wird wiederum als Beidhandstreichung ausgeführt, wobei der Daumen abgespreizt bleibt. Um

den gesamten Oberschenkel erfassen zu können, wird eine Streichung mit geschlossenen Daumen auf der Vorderseite und die nächste mit geschlossenen Fingern auf der Rückseite ausgeführt.
Auch hier wiederholen Sie je Streichung 4-mal.

3a Es folgen Streichungen der Fußränder und des Fußrückens. Nehmen Sie einen Fuß in beide Hände, die Daumen liegen auf dem Fußrücken und die Finger umfassen die Innen- und Außenränder des Fußes. Von den Zehen beginnend führen wir eine Beidhandstreichung an den Fußrändern durch und zugleich eine Fingerstreichung mit dem Daumen auf dem Fußrücken. Bei jeder neuen Streichung werden die Daumen in eine andere Position gebracht, um die Vorderseite der Füße ganz ausstreichen zu können.
Die Streichungen 4-mal wiederholen.

Bei der Streichung von Fußrändern und Fußrücken sollten die Daumen immer wieder neu aufgesetzt werden, um die ganze Vorderseite zu erreichen.

3b Es schließt die Handstreichung des Fußrückens an. Legen Sie das Bein seitlich so ab, dass Sie die Fußsohle im Blick haben. Legen Sie eine Hand gegen die Fußsohle und die andere quer auf den Fußrücken. So kann der Daumen den Innenrand bestreichen. Streichen Sie nun von den Zehen bis hoch zum Sprunggelenk mit mäßigem Druck 4-mal, wobei beim letzten Durchgang bis zum Knie durchgezogen werden kann.

3c Der Fuß bleibt in dieser Stellung, da

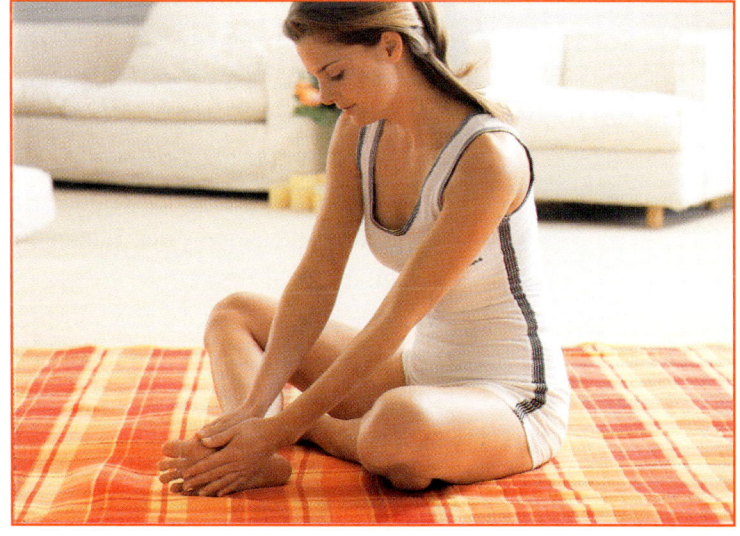

47

wir eine Ausstreichung der Fußsohle anschließen. Jetzt gibt die Hand auf dem Fußrücken den nötigen Widerstand. Die andere Hand führt kräftige Streichungen mit dem Handballen oder der Faust durch. Vom Fußballen zum Fersenbein ist der Druck kräftig und in umgekehrter Richtung leicht.
Diesen Griff wenden Sie 4 – 6-mal an.

3d Abschließend streichen Sie die Beine beidhändig von den Fußknöcheln bis zur Leistenbeuge mit leichtem Druck noch einmal aus.

Bauch- und Brustmassage
Position: Die geeignete Position ist die Rückenlage.

Achten Sie darauf, dass die kreisförmigen Streichungen im Bauchbereich unbedingt im Uhrzeigersinn erfolgen, weil sonst die natürlichen Verdauungsprozesse gehemmt werden könnten.

4a Führen Sie kreisförmige, großflächige und beidhändige Streichungen im Uhrzeigersinn über den gesamten Bauchraum aus. Der Druck ist leicht bis mäßig. Über die Dauer entscheiden Sie selbst.

4b Wenden Sie nun die gegenläufige Streichung an. Legen Sie beide Hände auf den Bauch, die untere in Höhe des Darmbeins und die andere dicht darüber. Führen Sie nun beide Hände gleichzeitig von der Körpermitte nach außen und wieder zurück. Dabei kreuzen sich die Hände, indem sie eng aneinander vorbeigeführt werden. Wandern Sie langsam nach oben bis zum Brustbeinansatz, und wählen Sie für die Streichung einen mäßigen Druck.
Wiederholen Sie die Bewegungsfolge 2 – 4-mal.

Für Männer:
5a Massieren Sie den großen Brustmuskel mit der Einhandstreichung. Legen Sie dazu die rechte Hand mit abgespreiztem Daumen flächig am linken unteren Rippenbogen an. Streichen Sie nun über den Brustmuskel in Richtung Schlüsselbein. Nach Erreichen der Achselhöhle mit den Fingern

führen Sie den abgespreizten Daumen entlang der Schlüsselbeingrube zu den Fingern. Lassen Sie die Hand an der linken Flanke zurückgleiten.

Das Ganze 4-mal wiederholen, dann die Seite wechseln.

5b   Legen Sie Ihre Hände an das untere Ende des Brustbeines in der Körpermitte. Die aufliegenden Finger bilden ein »V«. Bewegen Sie beide Hände am Brustbein entlang und führen eine Fingerstreichung durch. Ein wenig unterhalb der Schlüsselbeinlinie ziehen Sie beide Hände nach außen und führen sie drucklos in die Ausgangsposition zurück.

Diesen Vorgang wiederholen Sie 4-mal.

5c   Nun zu den Zwischenrippenmuskeln. An den Rippen können Sie sich bei der Fingerstreichung gut orientieren. Greifen Sie mit der linken Hand auf die gegenüberliegende Seite, tasten in die Zwischenrippenräume und ziehen die Hände dem Rippenverlauf nach in Richtung Bauchraum.

Führen Sie diese Technik pro Seite 4 – 6-mal aus.

Für Frauen:

6a   Die eine Hand liegt oberhalb der Brust fast am Deltamuskel, die andere zwischen den Brüsten am Brustbein flächig an. Die obere Hand zieht nun leicht diagonal nach innen unten, die andere diagonal nach außen unten. Der Druck ist leicht bis mäßig, auf dem Rückweg aufgehoben. Beide Seiten ausstreichen und je 4-mal wiederholen.

6b   Wie 5b für Männer.

6c   Setzen Sie die Fingerkuppen beider Hände versetzt übereinander ans obere Ende des Brustbeines. Mit Fingerstreichungen ziehen Sie die Hände abwärts und folgen ab unterem Brustbeinende mit flach aufgelegter Hand dem Rippenbogen. Führen Sie die Hände ohne Druck zurück.

Wiederholen Sie diese Bewegung 2 – 4-mal.

6d   Die Grifftechnik entspricht 5c für Männer.

Bei der Brustmassage müssen wir zwischen der männlichen und weiblichen Brust unterscheiden. Beim Mann können wir den gesamten Brustkorb massieren, bei der Frau hingegen sollten Sie die Brüste aussparen oder sich auf vorsichtige Streichungen beschränken.

49

Massage von Nacken, Schulter und Hals

7a Streichen Sie den oberen Anteil des Kapuzenmuskels mit den Fingern aus. Legen Sie die Finger neben der Halswirbelsäule ungefähr am Haaransatz (Hinterhauptsrand) auf, und führen Sie die Hände am Muskel entlang in Richtung Schulter. Sollten Sie damit Probleme haben, gehen Sie dann jeweils mit einer Hand diagonal (rechte Hand zur linken Nacken- und Schulterseite) vor.

6-mal je Seite wiederholen.

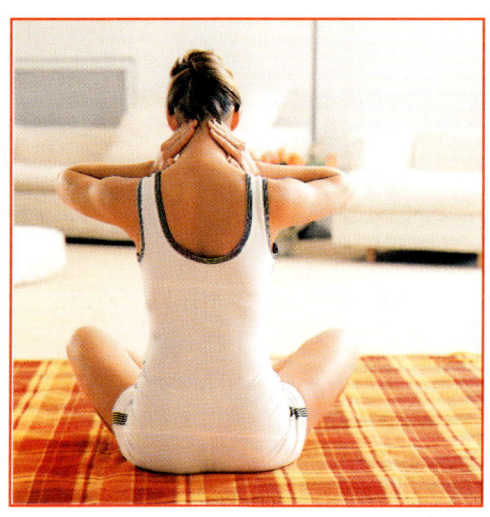

7b Die seitliche Halsmuskulatur können Sie gut beidhändig streichen. Setzen Sie die Finger beider Hände jeweils rechts und links direkt unterhalb der Ohren an, und streichen Sie nach unten aus bis zum Schlüsselbein.

Streichen Sie 4-mal.

7c Bilden Sie mit einer Hand ein offenes »U«; die Öffnung zeigt dabei zu Ihnen. Streichen Sie so die vordere und nochmals die seitliche Halsmuskulatur aus. Vorsicht am Kehlkopf – den Druck dort aufheben. Wiederholen Sie das ebenfalls 4-mal.

Massage der Arme und Hände

Position: Achten Sie darauf, dass der Arm, der massiert werden soll, entspannt ist.

8a Umfassen Sie mit der rechten Hand das Handgelenk der linken, wobei die Daumen- und Zeigefingerseite am Handgelenk anliegt und in Richtung Ellbogen zeigt. Führen Sie mit mäßigem Druck eine gerade Handstreichung über die gesamte Länge des Armes aus. Lassen Sie den Daumen bis in die Achselhöhle laufen, und streichen Sie mit den Fingern weiter über

die Rundung des Deltamuskels. Auf dem Rückweg verringern Sie den Druck.
Wiederholen Sie diesen Griff 2 – 4-mal.

8b Der Ausgangsgriff ist wie bei 8a. Ausgeführt werden allerdings bei der Ausstreichung des Armes so genannte Korkenzieher- oder Schlangenlinienstreichungen. Dazu führen Sie die Hand einmal nach außen über die Streckseite, dann zurück zur Beugeseite und wandern zur Achselhöhle und Schulter. Der Hautkontakt wird beibehalten.
Wiederholen Sie das Ganze 2 – 4-mal.

Bitte denken Sie daran, immer beide Seiten zu massieren. Zum Abschluss einer Teilmassage stets gut ausstreichen!

9a Legen Sie Unterarm und Hand auf eine Unterlage; der Handrücken zeigt nach oben. Führen Sie eine Handstreichung von den Fingerspitzen zum Handgelenk durch. Entweder bestimmen die Fingerspitzen der massierenden Hand die Bewegung oder die Hand wird quer aufgelegt.
Fahren Sie dann mit einer angedeuteten Halbkreisbewegung an der Daumenseite zurück in die Ausgangsposition.
4 – 6-mal wiederholen.

9b Streichen Sie alle Finger von der Spitze bis zur Mittelhandbasis hintereinander aus. Dazu eignet sich die Fingerstreichung mit Daumen, Zeige- und Mittelfinger.
Pro Finger 4-mal ausstreichen.

9c Nun wird die Innenhand ausgestrichen. Drehen Sie die Hand mit der Innenseite nach oben. Mit dem Handballen der anderen Hand führen Sie eine Handballenstreichung mit quergestellter Hand aus.
4-mal wiederholen.

9d Abschließend wird noch einmal der gesamte Arm ausgestrichen. Bitte denken Sie daran, immer beide Seiten zu massieren.

So wird die Handballenstreichung mit quergestellter Hand ausgeführt.

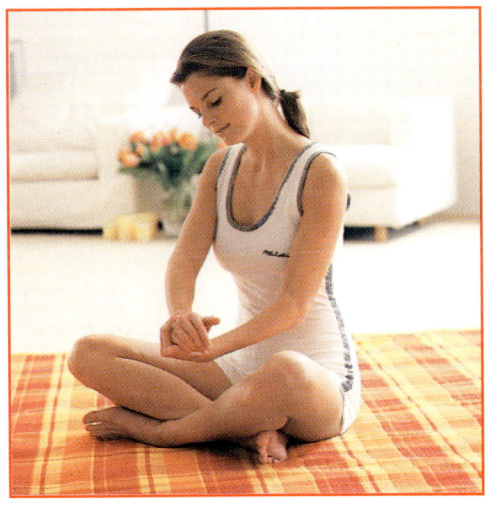

Aktivprogramm 2:
Massagen gegen Rückenschmerzen

Wer kennt ihn nicht, den quälenden Schmerz im Rücken, im Nacken oder in den Schultern. Verspannungen lassen jede Bewegung zur Qual werden. Fast jeder dritte Erwachsene in Deutschland leidet heutzutage unter latenten Rückenbeschwerden. Nur etwa 20 Prozent der Deutschen bleiben vermutlich zeitlebens von Rückenschmerzen verschont.

Bewegungsarmut und überwiegend sitzende Betätigung sind die häufigsten Ursachen der weit verbreiteten Rückenschmerzen. Jede Wirbelsäule ist so gut oder so schlecht wie die Muskulatur, die sie stabilisiert.

Die Ursachen von Rückenschmerzen

Im Alltag sind bestimmte Bewegungsabläufe oder Körperhaltungen vorgegeben; man arbeitet beispielsweise fast ausschließlich im Sitzen. Unsere Wirbelsäule ist im Laufe der menschlichen Entwicklungsgeschichte vom Vier- zum Zweibeiner und dem damit einhergehenden aufrechten Gang zur Schwachstelle des gesamten Bewegungsapparates geworden. Durch die Aufrichtung hat die Wirbelsäule zwei Unterstützungspunkte eingebüßt. Mit der Muskulatur muss sie wie ein beweglicher Stab in der Senkrechten ausbalanciert werden.

Aufgrund der zu geringen körperlichen Beanspruchung fehlen adäquate muskuläre Reize für die Rumpfmuskulatur, die direkt Einfluss auf die Wirbelsäule und somit auf die Haltung nimmt. Bauch- und Rückenmuskulatur sind häufig viel zu schwach, und andere Muskeln werden durch eine vom Sitzen verursachte Dauerverkürzung zusätzlich unelastisch.

Jede einzelne Struktur, egal ob Muskeln, Bänder, Sehnen, Knochen, Bandscheiben braucht zum Erhalt ihrer Leistungsfähigkeit und Funktion mechanische Belastungsreize. Fehlen diese, kommt es zu geringerer Belastbarkeit und zu Verschleißerscheinungen. Ohne ausgleichende sportliche Betätigung führen die alltäglichen Belastungen auf Dauer zu einer Überlastung der kleinen Wirbelgelenke und der Bandscheiben.

Die Muskeln brauchen Stärkung

Garant für einen gesunden und beschwerdefreien Rücken ist eine ausgeglichene Muskelentwicklung. Wir sprechen von einer optimalen Muskelbalance. Doch immer häufiger trifft man auf deutlich abgeschwächte oder verkürzte Muskeln, die ein Ungleichgewicht verursachen. Diese so genannten muskulären Dysbalancen können einerseits die Belastbarkeit des Bewegungsapparates reduzieren und andererseits die körperliche Leistungsfähigkeit negativ beeinflussen.

Rückenbeschwerden treten am häufigsten im Bereich der Lendenwirbelsäule (LWS) auf. Aber auch im Bereich der Halswirbelsäule (HWS) klagen viele Menschen über Beschwerden. Die HWS ist der beweglichste Teil und muss den relativ schweren Kopf ausbalancieren. Die Brustwirbelsäule (BWS) dagegen ist seltener betroffen, da die Wirbelkörper mit den anliegenden Rippen und dem Brustbein den stabilen Brustkorb bilden.

Die optimale Muskelbalance wird durch geschwächte, vor allem aber durch verkürzte Muskeln aus dem Gleichgewicht gebracht.

Auf die Haltung kommt es an

Wichtig und sinnvoll für Sie ist es, die Berufs- und Alltagsbedingungen den Bedürfnissen Ihres Halte- und Bewegungsap-

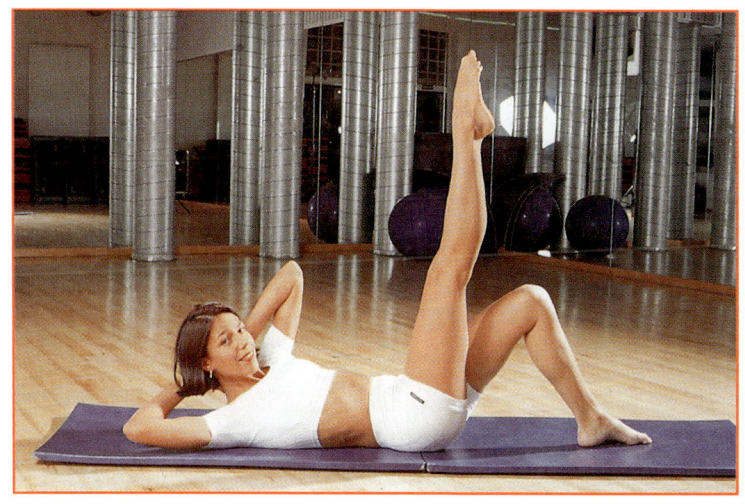

Wer regelmäßig Gymnastik betreibt, hält seine Muskeln locker und geschmeidig.

parates anzupassen. Im Klartext: Sie sollten die Lebens- und Arbeitsbedingungen ergonomisch auf Ihre Bedürfnisse abstimmen und Ihren Körper durch Bewegungs- und Belastungsreize ausreichend fordern. Dadurch erhöht sich Ihre Belastbarkeit, und den beschriebenen Dysbalancen kann gezielt entgegengewirkt werden. Die sicherste Methode, Rückenschmerzen auf Dauer zu vermeiden, sind vorbeugende sportliche Aktivitäten.

Häufig zeigen sich die Rückenbeschwerden anfangs als vage, dumpfe, nicht recht lokalisierbare Schmerzen, die den Allgemeinzustand beeinträchtigen. Das ist ein sicheres Zeichen dafür, dass die Muskeln sich versteifen.

Die häufigsten Symptome sind vage Rückenschmerzen, die eine gestörte Befindlichkeit hervorrufen. Sie lassen sich nicht präzise lokalisieren. Ursache sind häufig die bereits genannten Umfeldbedingungen. Das Unwohlsein ist zunächst durch eine Versteifung der Rückenmuskeln zu erklären. Wird die Muskulatur überanstrengt und auch noch die Durchblutung eingeschränkt, sammeln sich Endprodukte im Muskel an, die mangelhaft abtransportiert werden. Sie reizen somit die sensorischen Nervenendigungen und verursachen einen unterschiedlich starken, dumpfen Schmerz.

Massagen zur Lockerung der Rückenmuskulatur

Durch eine Massage des unteren Rückens (LWS-Bereich und Gesäß) sowie des oberen Rückens (BWS und Schultern) können Sie sich Linderung verschaffen.
Die Rückenmuskulatur können wir durch eine Partnermassage hervorragend lockern.

Partnermassage bei Rückenbeschwerden

Lagerung: Ihr Partner nimmt die Bauchlage ein, die Arme sind seitlich dicht am Körper ausgestreckt. Eine Rolle wird unter die Fußrücken gelegt. Bei starkem Hohlkreuz schieben Sie ein Kissen unter den Bauch.

Ihre Position: Platzieren Sie sich seitlich neben den Partner in Höhe des Gesäßes, so dass Sie den gesamten Rücken erreichen können.

Massage des unteren Rückens

1a Die einleitenden Streichungen beginnen im unteren Lendenwirbelsäulenbereich mit beiden Händen und abgespreizten Daumen und enden an der Nackenmuskulatur. Die Daumen streichen neben der Wirbelsäule in Richtung Kopf und schließen am Ende der Schulterblätter zu den Händen. Beim Überstreichen der Schultern die Hände leicht hohl stellen, um den Hautkontakt gut halten zu können.

1b Die Hände streichen gleitend außen ein Stück an den Oberarmen entlang und dann an den Flanken zurück in die Ausgangsposition. Der anfänglich geringe Druck wird mit jeder Streichung erhöht, um eine gute Entwässerung und eine verbesserte lokale Durchblutung zu sichern.
Wiederholen Sie diesen Griff 6-mal.

Erhöhen Sie den Druck langsam mit jeder Streichung etwas, um die Entwässerung des Gewebes sowie die Durchblutung des lokalen Umfeldes zu fördern.

Einleitende Streichungen des Rückens beginnen im unteren LWS-Bereich und enden im Nacken.

2a Wir gehen nun zu kräftigen Einhandstreichungen (Reibungen) rechts und links neben der Wirbelsäule über. Die Fingerspitzen zeigen dabei nach oben zum Kopf. Wir beginnen im LWS-Bereich und führen die arbeitende Hand über die BWS bis zum Beginn der HWS und üben dabei mit den Fingern einen mittleren Druck aus.

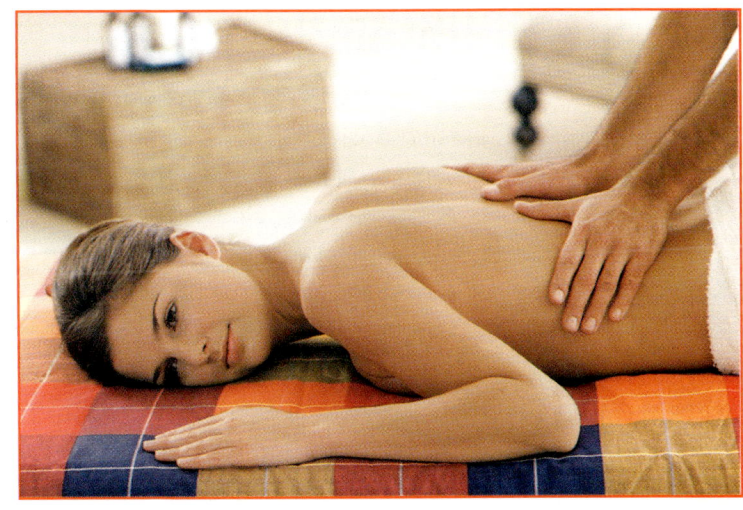

Oberhalb des Schulterblattes gleitet die Hand in einem leichten Bogen nach außen und läuft an der Flanke zurück in die Ausgangsstellung.

Wiederholen Sie das je 4-mal auf beiden Seiten.

Knicken Sie bei 2b die Faust nicht ab, da sonst die Fingerknöchel der Mittel- oder Endgelenke den Druck ausüben. Das kann für den Partner recht schmerzhaft sein.

2b Mit der Faust und mit deutlich stärkerem Druck bearbeiten Sie nun den Lendenwirbelsäulenbereich. Setzen Sie Ihre Fäuste vor der Gesäßfalte neben die Wirbelsäule auf, wobei die Fingerrücken flach aufliegen. Streichen Sie nun in Richtung Kopf des Partners bis zum unteren Rippenansatz, wo die Brustwirbelsäule beginnt. Auf gleichem Weg ziehen Sie die Fäuste in die Anfangsposition zurück, wobei noch leichter Druck ausgeübt werden soll. Erhöhen Sie den Druck mit jeder Streichung.

Wegen der meist stark verspannten und verkürzten Muskulatur sind mindestens 8 Wiederholungen angebracht.

3a Die Handhaltung ist wie bei 1a. In diesem Fall obliegt die Arbeit jedoch fast ausschließlich den Daumen. Führen Sie mit jeweils einem Daumen eine kurze und kräftige gerade Fingerstreichung in Nähe der Wirbelsäule aus.

3b Dabei sind die Daumen versetzt hintereinander gestellt. Von jedem Daumen wird lediglich ein kleiner Bereich der Rückenmuskulatur bearbeitet. Wiederholen Sie diese Streichung so lange, bis Sie spüren, dass der Muskel weicher wird. Gehen Sie dann mit der Hand ein Stück weiter am gleichen Muskel entlang.

Diese Daumenstreichung führen Sie 1-mal durch und schließen eine leichte Streichung mit flacher Hand über den gesamten Rücken an.

4a Dicht neben der Wirbelsäule oberhalb der Gesäßfalte setzen wir jetzt beide Hände auf. Diesmal zeigen die Hände diagonal nach oben außen.

4b Aus dieser Position heraus streichen die Hände nach außen. Die Handballen üben dabei einen mittelstarken Druck aus. Das Muskelgewebe wird dadurch gut gedehnt und kann sich entspannen. Wenn die Finger die Unterlage berühren, kehren Sie in die Anfangsposition zurück. Versetzen Sie dann die Hände nach oben, damit der ganze untere Rücken ausgestrichen werden kann.

Dehnen Sie 2-mal den beschriebenen Bereich.

5a Als Nächstes wenden Sie die Zirkelung oder Friktion (siehe »Massagetechniken«, Seite 24) an. Begeben Sie sich auf die gegenüberliegende Seite der zu massierenden Partie, und gehen Sie vom unteren LWS-Abschnitt aus.

5b Dort setzen Sie die Fingerkuppen der mittleren Finger in Steilstellung auf und lassen die Zirkelungen mit starkem Druck und kleinflächig nach außen verlaufen. Die zweite Hand liegt quer auf der massierenden und kann stabilisierend oder druckverstärkend eingesetzt werden.

5c Der Griff wird bis zur Körperflanke durchgeführt und nach jeder Zirkelung mit der flachen Hand ausgestrichen. Vom Beckenkamm arbeiten wir uns an der LWS entlang bis zum Rippenansatz.

6a Knetungen der Rückenstrecker im Lendenbereich werden als Fingerknetung (siehe Massagetechniken Seite 22) verabreicht, da die Muskeln nicht so gut fassbar sind. Die Finger sind geschlossen, die Daumen stehen in Opposition. Greifen Sie zuerst die wirbelsäulennahe Muskulatur, und heben Sie sie etwas von ihrer Unterlage ab. Dann wird der Muskel mit den Daumen gegen die Finger und umgekehrt verschoben. Massieren Sie den gesamten Bereich auf beiden Seiten durch!

6b Es folgt ein fließender Übergang zur flächigen Knetung des breiten Rückenmuskels, der den unteren Rücken fast ganz

Vorsicht beim Kneten, wenn die Muskeln belastet oder ermüdet sind. Die Griffe können in diesem Fall recht schmerzhaft sein. Achten Sie darauf, dass vorher ausreichend gelockert wurde.

bedeckt. Mit abgespreizten Daumen werden beide Hände auf den Muskel aufgelegt. Sie arbeiten im Wechsel und rhythmisch gegeneinander. Eine Hand zieht den Muskel mit den Fingern heran, der Daumen bzw. der Daumenballen schiebt dagegen. Durch die wechselseitige Knetbewegung wandern die Hände am Muskel entlang und schieben einen Muskelwulst in Schlangenlinien mit.

6c Der nächste Bereich, der massiert werden soll, sind die Flanken des Oberkörpers. Zugleich erreichen wir damit einen Teil der inneren schrägen Bauchmuskulatur. Die Knetbewegungen sind unter 6b schon beschrieben.

6d Schließen Sie eine Flachhandstreichung über den gesamten Rücken an.

Massage des oberen Rückens und der Schulter

Ihre Position: Begeben Sie sich seitlich neben den Partner in Höhe des Gesäßes, so dass Sie den gesamten Rücken erreichen können. Oder setzen Sie sich auf seine Oberschenkel.

Die bei 7a und 7b angewendeten Griffe sind zur Lockerung bestens geeignet; sie erwärmen gleichzeitig die Haut, entspannen und regen die Durchblutung an.

7a Am Übergang der LWS zur BWS, etwa in der Mitte des Rückens, beginnen wir die Massage mit einer beidhändigen Streichung. Legen Sie beide Hände flach unterhalb der Schulterblätter rechts und links neben die Wirbelsäule, die Finger zeigen in Richtung Kopf. Nun beginnen Sie, mit kräftigem Druck kopfwärts zu streichen.

7b Am Ende der Schulterblätter gleiten beide Hände auswärts zu den Schultern, über die hinweggestrichen wird. Streichen Sie mit verringertem Druck, aber vollständigem Hautkontakt an den Oberarmen und dann übergehend zu den Flanken seitlich außen nach unten. Die Handballen werden zur Wirbelsäule gedreht und die Hände wieder in der Rückenmitte zusammengeführt.

Wiederholen Sie die Massage des oberen Rückens 2 – 4-mal.

8a Fingerzirkelungen des Kapuzenmuskels helfen, Verspannungen zu lösen. Die Finger der massierenden Hand werden mit den mittleren Fingerkuppen seitlich neben der Wirbelsäule etwa in der Rumpfmitte aufgesetzt. Die zweite Hand liegt einmal mehr quer auf der massierenden Hand auf.

8b Die Finger vollführen kleine kreisförmige Bewegungen, die in die Tiefe wirken. Massieren Sie kopfwärts, lösen Sie nach jeder Zirkelung den kräftigen Druck, und setzen Sie die Hand in die neue Position. Am oberen Rand des Schulterblattes beenden Sie die Zirkelung. Die Vorwärtsbewegung ist langsam, da es um die Tiefenwirkung geht.

8c Nach dieser Anwendung streichen Sie den Kapuzenmuskel wie in 7a–b beschrieben 2-mal kräftig aus.

Positionswechsel: Knien Sie sich im Hüfte-Bereich auf die gegenüberliegende Seite der zu massierenden Muskelpartie.

9a Greifen Sie weit über den Partner die Flanke der Gegenseite etwa bis zum Brustmuskel. Die Finger sind gespreizt.

9b Ziehen Sie eine Hand diagonal zu sich heran, dem Zwischenrippenbereich folgend. Die andere wird sofort nachgesetzt und führt die gleiche Bewegung aus.
Diese Hand-über-Hand-Streichung wiederholen wir 4 – 6-mal pro Seite.

Positionswechsel: Drehen Sie sich nun so, dass Ihre Front in Richtung Hinterkopf des Partners zeigt.

10a Ihr Partner legt seinen Arm auf der zu massierenden Seite im Ellbogen gebeugt locker auf seinen Rücken. Legen Sie Ihre entferntere Hand unter die Schulter des zu Massierenden. Bearbeiten Sie mit den Fingern der anderen Hand den Bereich um das Schulterblatt.

Die rautenförmige Muskulatur entspringt mit ihrem kleinen Anteil an der HWS und mit dem großen an der BWS. Beide Anteile setzen am Schulterblatt an und verlaufen diagonal von oben nach unten. Da sie unter dem Trapezius liegt, kann man sie nur durch starke Zirkelungen oder kräftige Streichungen beeinflussen.

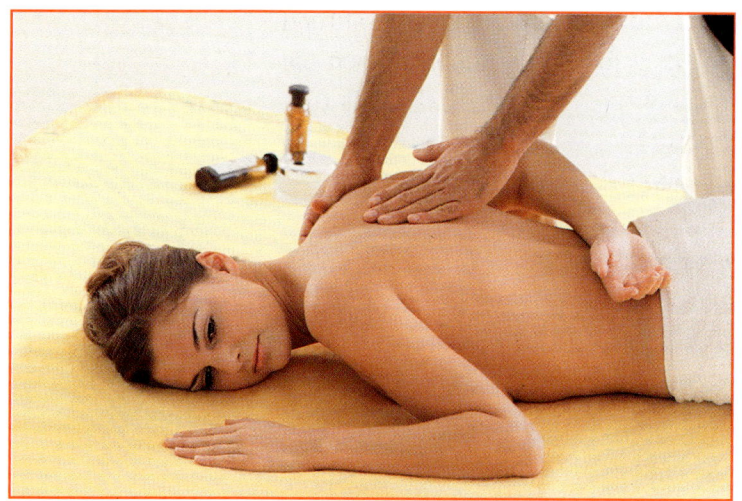

10b Fangen Sie oben an der Schulter an, und arbeiten Sie sich langsam am Schulterblatt entlang nach unten. Am unteren Rand angekommen drücken Sie die flache Hand nach innen.

10c Heben Sie nun die Schulter des Partners leicht an. Dadurch hebt sich das Schulterblatt etwas ab. So gelangen Sie an die Unterseite und können dort gezielt Streichungen durchführen.

Wiederholen Sie diesen Vorgang je Seite 2-mal.

Verstärken Sie den Druck bei jeder Wiederholung etwas. Beginnen Sie am Haaransatz und streichen Sie halbkreisförmig bis zum Schulterblatt.

11a Ihr Massagepartner legt seine Hände übereinander unter die Stirn. Nun beginnen Sie mit Fingerstreichungen vom Hinterhaupt in einem Halbkreis über die Nackenmuskeln, den Rand des Trapezius, den Deltamuskel und wieder zurück nach innen über das Schulterblatt. Sie können beidhändig und gleichzeitig oder im Wechsel rechts/links streichen. 4-mal wiederholen und die Streichung bei jeder Wiederholung verstärken.

11b Streichen Sie jetzt die Ränder des oberen Anteils des Trapezius beidhändig, beginnen Sie jedoch am Hinterhauptsrand hinter den Ohren (siehe 11a).

11c Es folgen kräftige beidhändige Knetungen der Nackenmuskeln und des Deltamuskels. Greifen Sie mit beiden Händen eine Seite der Nackenmuskeln, heben Sie sie leicht an, und arbeiten Sie dann im Wechsel und rhythmisch gegeneinander.

Eine Hand zieht den Muskel mit den Fingern heran, während der Daumen der anderen Hand dagegen schiebt. Lassen Sie die Hände am Muskel entlangwandern – vom Nacken bis zum Deltamuskel und wieder zurück.

Wenden Sie den Griff 4-mal an.

11d Drückungen (»Karnickelgriff«) an den oberen Trapeziusrändern und im Nacken runden diesen Abschnitt ab. Greifen Sie sich einen Muskel, heben Sie ihn an, und pressen Sie ihn mit leichtem Druck aus. Dabei drücken die Finger den Muskel gegen den Handballen oder den Daumen, was von der Menge der gegriffenen Muskulatur abhängt.

Zweimalige Wiederholung genügt.

Die Muskeln sollten möglichst schon gut gelockert sein, dann können Sie die einzelnen Stränge gut mit dem »Karnickelgriff« ergreifen und kräftig kneten.

Positionswechsel: Sie knien sich nun vor den Kopf des Partners.

12a Legen Sie beide Hände auf den oberen Rücken des Partners, so dass sich die abgespreizten Daumen auf einer Seite der Wirbelsäule befinden.

12b Streichen Sie nun kräftig einige Zentimeter mit den Daumen nach unten und leicht diagonal, dem Verlauf der Muskeln entsprechend. Die Daumen wechseln sich mit jedem Strich bei der Bewegungsführung ab. Wandern Sie mit den Daumen zentimeterweise bis zum unteren Rand des Schulterblatts weiter.

2-mal wiederholen.

13a Wir legen beide Hände, mit den Fingerspitzen zum Gesäß zeigend, in der Mitte des Oberkörpers hintereinander auf. Nun zieht eine Hand an der BWS entlang kopfwärts und die untere schiebt in Richtung Kreuzbein. In der Endposition versuchen Sie die Haut- und Muskeldehnung einige Sekunden lang zu halten.

2-mal wiederholen.

Führen Sie den diagonalen Dehnstrich ruhig etwas kräftiger aus. So werden Verspannungen im gesamten Rückenbereich am besten gelöst.

13b Der Dehnstrich von 13a wird leicht abgewandelt wiederholt. Diesmal liegen die Hände nebeneinander und ziehen diagonal auseinander. Eine Hand schiebt schräg in Richtung Hüfte, die andere zieht zur gegenüberliegenden Schulter. In der anderen Diagonalen wird diese Haut- und Muskeldehnung noch einmal wiederholt.

14a Streichen Sie nun vom Kopf her beginnend unter Einschluss der Nackenmuskeln nochmals großflächig den gesamten Rücken aus.

14b Streichen Sie auf beiden Seiten der Wirbelsäule entlang bis zum unteren Rücken (LWS) oder auch bis zum Gesäß.

14c Dort angelangt, führen Sie beide Hände mit leicht geöffneten Daumen nach außen und ziehen an den Flanken entlang nach oben in Richtung Schultern. Den Griff über den Schulterrand nach innen zum Nacken-Hals-Bereich führen Sie fort bis in die Ausgangsposition.

Wiederholen Sie diese Streichung 2 – 4-mal

So sieht die Fingerhaltung beim Blitz- oder Flammengriff aus.

14d Abschließend kommt der so genannte Blitz- oder auch Flammengriff zur Anwendung. Dabei ziehen wir mit beiden Händen und abgespreizten Fingern bei mäßigem Druck mit den Fingerkuppen schlangenlinienförmig am gesamten Rücken entlang. Auf dem Rückweg legen Sie die flache Hand auf. Wiederholen Sie diese beschriebene Griffanwendung 2- bis 4-mal.

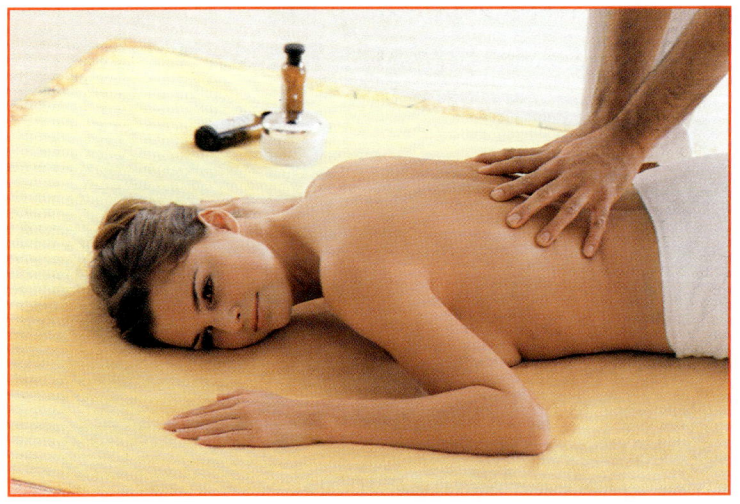

Selbstmassage bei Rückenbeschwerden

Im Bereich des oberen Rückens und der Schulter können Sie durch Selbstmassage relativ wenig bewirken. Eventuelle Verspannungen im Lendenbereich oder am Schultergürtel und Nacken dagegen müssen Sie nicht einfach hinnehmen. Eine Linderung können Sie sich mit den nachfolgend vorgestellten Massagegriffen verschaffen.

Eine Selbstmassage kann Ihre Rückenbeschwerden lindern. Wenn Sie jedoch starke, lang anhaltende Rückenschmerzen haben, sollten Sie nicht zögern, einen Facharzt aufzusuchen.

Massage des Rückens

Position: Setzen Sie sich am besten auf einen Stuhl, Hocker oder auf den Boden.

1a Legen Sie Ihre Hände auf den unteren Rücken, wobei die Kleinfingerseite nach oben zeigt, die Zeigefinger Kontakt zum Beckenkamm haben und die Daumen dem Darmbein aufliegen. Streichen sie nun mit den Fingern geradlinig mit kräftigem Druck nach außen.

1b Wiederholen Sie jede gerade Strichführung mindestens 6-mal. Setzen Sie Ihre Hände dann eine halbe Handbreite höher an, und führen Sie wieder eine Fingerstreichung durch.

1c Um die Tiefenwirkung zu erhöhen, machen Sie eine Faust und streichen mit den Fingerknöcheln den in 1a angegebenen Bereich.

2a Sie platzieren Ihre Fäuste neben der LWS in Höhe des Beckenkamms, die Daumen zeigen nach oben.

2b Streichen Sie nun kräftig mit den Fingerknöcheln entlang der Wirbelsäule kopfwärts.
Wiederholen Sie diesen Griff auch mindestens 6-mal.

3a Wandern Sie anschließend mit Fingerzirkelungen von der Wirbelsäule am Beckenkamm entlang nach außen. Die Kleinfingerseite weist zum Kopf, die Daumen sind abgespreizt.

Sollte die Massage mit beiden Händen für Sie zu anstrengend sein, gehen Sie einfach wechselweise – also mit beiden Händen abwechselnd – vor.

Führen Sie die Zirkelungen zur Kleinfingerseite hin aus, und wiederholen Sie sie so lange, bis der Muskelabschnitt fühlbar weicher wird.

3b Zirkeln Sie jetzt an der LWS entlang nach oben, so weit Sie kommen. Versuchen Sie, dabei so locker wie möglich zu bleiben. Wenn Sie spüren, dass die Muskeln, die Sie massieren, durch die erforderliche Armposition verkrampfen, unterbrechen Sie die Massage einfach.

4 Stützen Sie Ihre Hände in die Taille, die Daumen zeigen kopfwärts und liegen am hinteren Rippenbogen in Wirbelsäulennähe an. Bewegen Sie die Hände langsam schräg nach hinten am Rippenbogen entlang, und führen Sie mit den Daumen kräftige Zirkelungen durch.

Massage von Nacken und Schultern

5a Streichen Sie den oberen Anteil des Kapuzenmuskels mit den Fingern aus.

Legen Sie die Finger neben der HWS ungefähr am Haaransatz auf, und führen Sie die Hände am Muskel entlang in Richtung Schulter. Sollten Sie Probleme damit haben, gehen Sie jeweils mit einer Hand diagonal (rechte Hand zur linken Nacken- und Schulterseite) vor.

Diese Anwendung können Sie 6-mal wiederholen.

5b Die seitliche Halsmuskulatur können wir gut beidhändig streichen. Setzen Sie die Finger beider Hände jeweils rechts und links direkt unterhalb der Ohren an, und streichen Sie nach unten aus bis zum Schlüsselbein.

Wir streichen 4-mal.

6a Mit Fingerzirkelungen der mittleren Finger bei o.a. Muskeln wird fortgefahren. Beginnen Sie beidhändig oder mit einer Hand am Hinterhauptsrand und arbeiten sich langsam vor.

6b Bearbeiten Sie jetzt die seitliche Halsmuskulatur. Nehmen Sie für die rechte Seite die Finger der linken Hand und umgekehrt.

7a Greifen Sie mit einer Hand die gegenüberliegende Schultermuskulatur. Erleichtern Sie sich die jetzt folgende Knetung des oberen Trapeziusanteils, indem Sie den Ellbogen der massierenden Hand mit der freien Hand stützen.

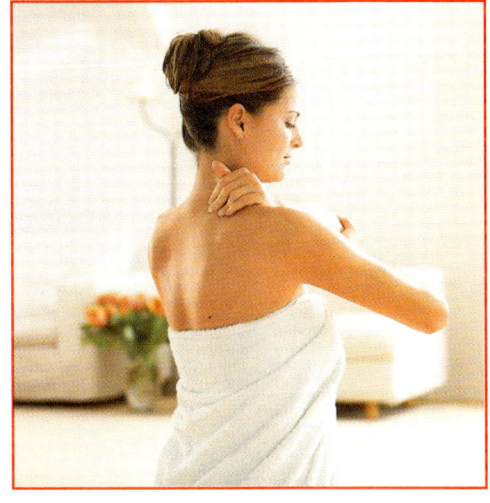

7b Kneten Sie nun den Muskel halsnah, indem Sie mit den Fingern einen Teil des Muskels zum Hand- oder Daumenballen heranziehen. Den leicht von seiner Unterlage abgehobenen Muskel bearbeiten Sie mit der Einhandknetung. Möglich ist auch eine Pressung, bei der Sie den Muskel einige Sekunden lang fest umfassen und auspressen.

Lösen Sie den Griff und setzen schulterwärts neu an, bis Sie das äußere Ende der Schulter erreicht haben, was Sie 2-mal auf jeder Seite wiederholen.

Wärme wirkt Wunder

Wenn Sie nicht unter entzündlichen Rückenbeschwerden leiden, sollten Sie die Massage möglichst mit einer Wärmeanwendung verbinden. Ein warmes Wannenbad kann die Massagewirkung erheblich verstärken und wird – vor allem wenn man dem Badewasser beruhigende Kräuterzusätze hinzufügt, den Entspannungseffekt um ein Vielfaches steigern. Achten Sie darauf, dass die Badetemperatur bei etwa 37 °C liegt und die Badedauer 20 Minuten nicht übersteigt. Wenn für ein Vollbad nicht genügend Zeit zur Verfügung steht, tut es auch eine heiße Dusche.

Wenn die Rückenbeschwerden mit Spannungskopfschmerzen verbunden sind – was leider nicht selten der Fall ist – hilft Wärme meist nicht viel. Besser ist dann ein entspannender Spaziergang nach der Massage.

Aktivprogramm 3:
Stärkung für strapazierte Beine

Gesunde und belastbare Füße und Beine gehören zu einer guten Haltung und zum sicheren Auftreten. Sie bilden das Fundament, auf dem unser Körper ruht und sich bewegt.

Unsere Füße haben die oft nicht leichte Aufgabe, auf relativ kleinen Druckaufnahmeflächen ständig das sehr labile Körpergleichgewicht beim Stehen, Gehen, Laufen und Springen sicherzustellen. Diese Sicherung hängt in hohem Masse von der Fußkraft ab.

Muskuläre Schwächen der unteren Extremitäten, eventuell verbunden mit Fußschwächen sowie -deformierungen sind eine wesentliche Ursache der recht häufigen Beschwerden in diesem Bereich. Hinzu kommt unsere erzwungene Bewegungsarmut, die als Folge eine unterentwickelte Muskulatur und einen schwachen Bandapparat nach sich zieht. Bedenken wir weiterhin, dass die Muskelpumpe der Beine sehr wichtig für den Rückstrom des venösen Blutes ist, da sie die Entstauung durch ihre Drainagewirkung gewährleiset. So ist es nicht schwer nachvollziehbar, dass wir oft müde Beine haben. Mithilfe der Massage können wir etwas dagegen tun.

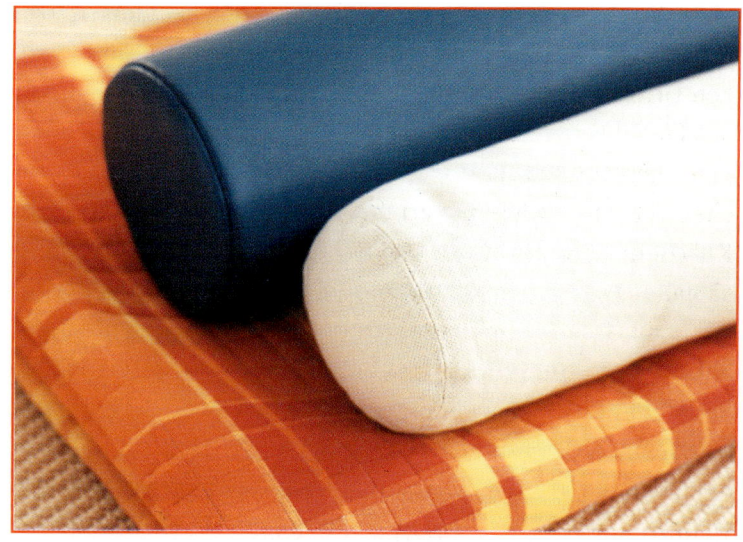

Rollen, Kissen oder zusammengelegte Decken sind geeignet, die Beine während der Massage so abzustützen, dass die Muskeln entspannt bleiben.

Massagen zur Lockerung und Kräftigung der Fuß- und Beinmuskulatur

Eine gute Qualität der Fuß- und Wadenmuskulatur schützt u.a. vor Krampfadern und unterstützt das Herz-Kreislaufsystem.

Partnermassage gegen müde Beine

Lagerung: Die Massage erfolgt möglichst in der Bauch- oder Rückenlage. In unserer Abfolge beginnen wir in der Bauchlage, um die Fußsohlen-, Waden- und die Beugemuskulatur auf der Rückseite des Oberschenkels besser massieren zu können.

Ihre Position: Um die Rückseite der Beine massieren zu können, knien Sie sich vor die Füße oder neben die Unterschenkel des Partners. Legen Sie eine Rolle oder ein gerolltes Handtuch unter den Fußrist, damit sich die Waden- und die hintere Oberschenkelmuskulatur entspannen kann.

Ein Tipp: Massieren Sie immer erst ein Bein ganz durch, bevor Sie die Seite wechseln!

Massage der Beine und Füße (Rückseite)

1a Wir beginnen mit einer beidhändigen Streichung, die der Anregung des Lymphflusses in den Beinen dient. Setzen Sie den Griff rechts und links neben der Achillessehne oberhalb des Fersenbeins an.

1b Legen Sie die Hände leicht eingeölt flächig auf, und streichen Sie als Einleitungsgriff ohne Unterbrechung von den Knöcheln über die Wade und den Oberschenkel bis zur Gesäßfalte. An der Kniekehle mindern Sie den Druck ein wenig.

1c Am Gesäß angelangt, führen Sie eine Hand zur Innenseite und die andere zur Außenseite des Oberschenkels und streichen mit beiden Händen ohne Druckausübung zurück in die Ausgangsposition. 4-mal hochstreichen und den Druck vermehrt an der Innenseite des Oberschenkels ausüben, da dort Hauptvenen und Lymphgefäße verlaufen.

2a Legen Sie einen Fuß des Partners in Ihre Hand – den rechten Fuß in die rechte Hand und umgekehrt. Mit der anderen Hand führen Sie eine Handballenstreichung von den Zehen in Richtung Ferse über das gesamte Längsgewölbe des Fußes durch.

Diese Streichung wiederholen Sie 6-mal, erst mit leichtem, dann mit kräftigerem Druck.

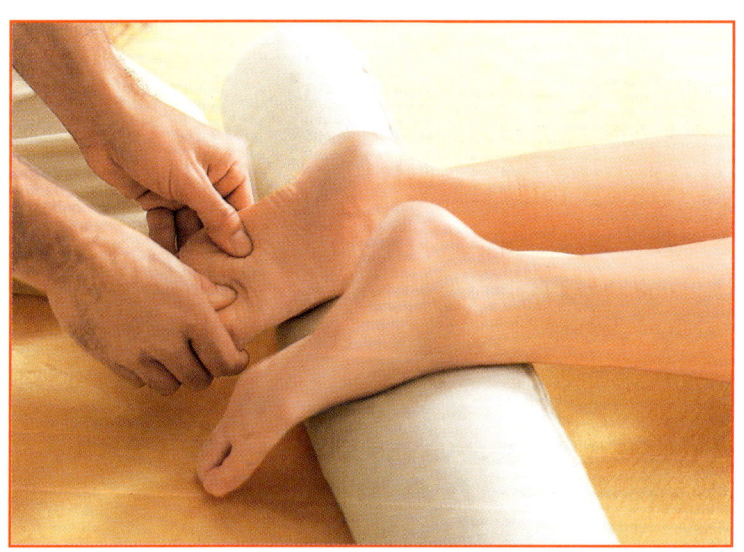

2b Nehmen Sie jetzt mit beiden Händen den Fuß so in die Hand, dass die Daumen eine Zirkelung an den Muskeln der Fußsohle durchführen können. Die Finger befinden sich am Fußrücken, und die Daumen beginnen nebeneinander am Fußballen direkt hinter den Zehen mit kleinen kreisenden Bewegungen. Nach jedem Kreis lösen Sie den Druck leicht und setzen ein Stück weiter in Richtung Ferse neu an.

Führen Sie die beschriebene Friktion 1 – 2-mal durch.

Im Bereich der Fußsohlen finden wir eine Reihe von Reflexpunkten, von denen Fernwirkungen auf andere Körperbereiche ausgehen.

3a Umfassen Sie den Fuß so, dass der Daumen den Innenrand und der Zeigefinger den Außenrand des Fußes umfassen. Führen Sie dosierte Handstreichungen an den Fußrändern durch. Denken Sie daran, dass am Innenrand der Füße die Reflexzonen für die Wirbelsäule lokalisiert sind.

3b Eine gute Ergänzung sind Fingerknetungen an den Fußrändern. Nehmen Sie die greifbaren Muskeln zwischen

Daumen und Zeigefinger und kneten sie, an den Zehen beginnend, gut durch.
Die Anwendung 2-mal wiederholen.

4a Beim nächsten Schritt sollen die Zehen gedehnt werden. Fassen Sie zwei benachbarte Zehen, und ziehen Sie sie seitlich auseinander.

4b Nun fassen Sie jeden Zeh einzeln und ziehen ihn mit ansteigendem Zug vom Fuß weg, bewegen ihn nach oben zum Schienbein und dann wieder in die Gegenrichtung zur Fußsohle. So werden die Gelenke mobilisiert und dadurch beweglich gehalten.

5a Wenden Sie nun Fingerzirkelungen im nahen Knöchelbereich an. Arbeiten Sie ein- oder beidhändig um den Knöchelrand vom Fußrücken auf die Achillesferse zu. Am Knochen sollten Sie den Druck mindern.

5b Bei der unmittelbar folgenden Fingerstreichung der Achillessehne beginnen wir am Fersenbein und streichen mit mittlerem bis starkem Druck beid- oder einseitig an der Achillessehne entlang bis zum Beginn der Wadenmuskulatur. Diesen Griff wenden wir 2 – 4-mal an.

6a Für die kräftigen Handstreichungen der Wade umfassen Sie den Unterschenkel oberhalb des Knöchels, die Daumen liegen quer oben an. Streichen Sie nun mit beiden Händen gleichzeitig die Wade bis zur Kniekehle. Verringern Sie dort den Druck ein wenig.
Die Streichung 4-mal wiederholen.

6b Legen Sie beim nächsten Griff beide Hände seitlich an die Unterschenkel an. Die Daumen liegen auf der Achillessehne und zeigen mit der Spitze zur Kniekehle. Die Finger heben den Wadenmuskel ab und die Daumen drücken ihn wieder kräftig

Im Anschluss an die bei 5 bisher angeführten Griffe wird die Fußsohle noch einmal gut ausgestrichen. Als Überleitungsgriff bietet sich die mehrmalige Handstreichung der Wade bis in die Kniekehle an.

gegen die Unterlage. Mit dieser Längsknetung wandern wir den Muskel entlang nach oben bis zur Kniekehle.

Diese Anwendung wiederholen Sie 2-mal.

6c Wir gehen über zur Querknetung der Wadenmuskulatur. Dabei beginnen wir mit Fingerknetungen an der Achillessehne, wobei die Daumen gegen die Finger schieben, und gehen dann zur Handknetung über.

Massieren Sie den gesamten Muskel gut durch und wenden Sie diesen Griff noch mindestens 2-mal an.

Je steiler Sie Ihre Finger bei der Zirkelung anstellen, desto stärker wird der ausgeübte Druck. Achten Sie darauf, dass der Partner diesen Druck immer gut vertragen kann.

6d Um eine optimale Tiefenwirkung zu erzielen, setzen Sie die Technik der Fingerzirkelung ein. Mit Daumen oder Zeige- und Mittelfinger beginnen Sie am Übergang der Achillessehne zu den Wadenmuskeln. Mit unterschiedlich steil gestellten Fingern variieren Sie den Druck der Massage, den der Partner nach wie vor gut aushalten sollte. Massieren Sie entlang der gut spürbaren Spaltlinie vom Zwillingswadenmuskel.

6e Winkeln Sie den Unterschenkel des Partners um etwa 90 Grad ab, und lockern Sie den Muskel mit Rollungen (siehe »Massagetechniken« Seite 27). Der Wadenmuskel wird umfasst, wobei auf der Innenseite die Finger seitlich unten ansetzen und der Ballen der Gegenhand seitlich oben anliegt. Wir bewegen die Hände möglichst weit hin und her, so, als würden wir einen dickeren Stab in der Hand hin- und herrollen.

Mit einer Hand-über-Hand-Streichung als Überleitung streichen Sie noch einmal den Unterschenkel aus. Erfassen Sie dabei auch die Oberschenkelrückseite, die Sie so auf die folgenden Griffe vorbereiten.

Positionswechsel: Sie hocken sich seitlich neben die Unterschenkel des Partners. Bearbeiten Sie zuerst das Ihnen näher liegende Bein. Alternativ können Sie sich auch mit leicht geöffneten Beinen über den Unterschenkel des zu massierenden Beines knien.

7a Es folgen kräftige Streichungen des Oberschenkels mit beiden Händen, wobei der Schenkel oberhalb der Kniekehle möglichst weit umfasst wird. Die Daumen liegen dabei oben.

7b Mit starkem Druck schieben Sie die Hände kopfwärts. In Höhe der Gesäßfalte wandern die Daumen zum Zeigefinger; die Hände gleiten an der Innen- und Außenseite des Oberschenkels zurück. Wiederholen Sie das Ganze 2 – 4-mal.

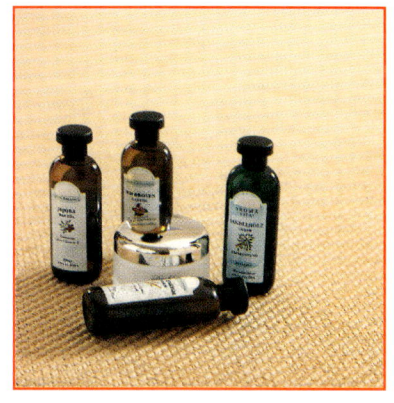

Verwenden Sie ein Massageöl, um den Hautkontakt inniger und die Bewegungen gleitend zu gestalten.

8a Nun schließen sich Einhandstreichungen des Oberschenkels mit abgespreiztem Daumen von der Kniekehle bis zur Gesäßfalte an. Der Daumen streicht an der Sehnenplatte der Außenseite und nähert sich den restlichen Fingern in Höhe der Gesäßfalte.

8b Dann gleitet die massierende Hand wieder in die Ausgangsposition zurück. Im Wechsel streichen wir die Beugemuskulatur auf der Rückseite und die Schenkelanzieher auf der Innenseite des Oberschenkels.

8c Legen Sie die Hände flächig seitlich an den Oberschenkel, die Daumen befinden sich oben. Ziehen Sie gleichzeitig mit beiden Daumen mit Druck nach außen. Das ist recht anstrengend, deshalb reicht eine einmalige Anwendung aus.

9a Es folgen beidhändige Querknetungen, bei denen im Wechsel die Beugemuskulatur und die Adduktoren bearbeitet werden. Massieren Sie über die ganze Muskellänge von unten nach oben und zurück (siehe »Massagetechniken« Seite 20ff.).

9b Bei den anschließenden Reibungen der Schenkelbinde streichen Sie von der Außenseite des Knies mit Finger-, Hand- oder Handballenstreichung die gesamte Breite der Schenkelbinde = Sehnenplatte mit wechselndem Druck in Richtung zur Hüfte.

Es empfiehlt sich, zwischen die einzelnen Anwendungen immer wieder mal eine leichte Ausstreichung des gesamten Oberschenkels einzuschieben.

Die hier beschriebene Gesäßmassage kann übrigens auch mit der Rückenmassage verbunden werden.

10a Nun massieren Sie die äußere Gruppe des rechten Oberschenkels mit der Technik der Längsknetung. Der rechte Daumen setzt zunächst in der Kniekehle an.

10b Dann wandert die Hand mit knetenden Fingerbewegungen gegen den Daumen in Richtung Gesäß. Der Daumen bleibt in der Muskelfurche der Oberschenkelmitte. Am Oberschenkelende schließt sich der Daumen den anderen Fingern an, die an der Außenseite vom Wadenbeinkopf zum großen Rollhügel mitgewandert sind. An der Schenkelbinde streicht die Hand zurück in die Ausgangsposition.

Wir führen diese Knetung 2-mal durch.

10c Zur Knetung der inneren Muskelgruppe wechseln wir die Hand. Wieder fährt der Daumen von der Kniekehle aus in der Mittelfurche des Oberschenkels kopfwärts bis zur Gesäßfalte. Die Finger gleiten vom inneren Schienbeinkopf an der Oberschenkelinnenseite entlang bis zur Gesäßfalte und treffen sich dort mit dem Daumen.

Diese Muskeln sollten Sie auch 2-mal massieren.

Positionswechsel: Drehen Sie sich so, dass Ihre Frontalseite parallel zur Längsseite des Oberschenkels des Partners zeigt.

11a Da wir es mit einer relativ grossen Muskelgruppe zu tun haben, setzen wir die Walkung (siehe »Massagetechniken« Seite 26) ergänzend zur Knetung ein. Wir beginnen oberhalb des Knies, setzen beide Hände nebeneinander und greifen tief über die Innenseite die Adduktorengruppe.

11b Nun ziehen wir beidhändig mit den Fingern den greifbaren Muskelbereich zu uns heran und drücken mit den Handballen die Muskelmasse kräftig gegen den Oberschenkelknochen. Die Hände wandern nach der Walkbewegung ein Stück weiter am Muskel entlang.

Die Anwendung 1 – 2-mal wiederholen.

12a Um eine weitere Lockerung der Muskeln zu erreichen, wenden wir nun eine Schüttelung (siehe »Massagetechniken« Seite 27) an. Dazu greifen wir mit leicht gespreizten Fingern einen Muskelbereich.

12b Dann schütteln wir den Muskel zwischen Fingern und Daumen durch lockere Seitwärtsbewegungen der Hand, wobei das Handgelenk leicht mitschwingt.

Schütteln Sie mindestens zehn Sekunden an einer Stelle, und wandern Sie dann am Muskel weiter.

Eine abschließende Ausstreichung über das Gesäß hinaus rundet die Beinmassage ab. Wechseln Sie dann die Seite, und massieren Sie das andere Bein.

Zum Abschluss der Beinmassage wird der gesamte Bereich großflächig ausgestrichen. Dabei nur ganz leichten Druck ausüben.

Gesäßmassage

Position: Die Bauchlage des Partners wird beibehalten. Begeben Sie sich seitlich neben die Oberschenkel mit Blick nach oben oder in einen leichten Reitsitz über den Unterschenkeln des Partners.

1a Legen Sie beide Hände mit weit abgespreizten Daumen am Ende des Gesäßes an. Die Finger zeigen nach außen, die Daumen zur Gesäßfalte.

1b Führen Sie nun eine beidhändige Streichung der Gesäßmuskeln durch. Beide Hände streichen mit verstärktem Druck rückenwärts. Am oberen Ende des Kreuzbeins drehen Sie beide Daumen zu den Fingern und streichen nach außen über die Hüfte in die Ausgangslage.

Wiederholen Sie diesen Vorgang 4-mal.

2a Knetungen einer Gesäßhälfte schließen sich an. Beginnen Sie mit mäßigen Zweihandknetungen, die dann stärker werden. Arbeiten Sie den gesamten Gesäßmuskel der gegenüberliegenden Seite gründlich durch.

2b Schließen Sie Walkungen an, indem Sie den Griff von außen nach innen anwenden.

3a Mit Fingerzirkelungen am Beckenkamm von innen nach außen fahren Sie am besten fort. Nach der Zirkelung streichen Sie den Bereich mit der Hand vom wirbelsäulennahen zum äußeren Hüftknochen aus. Diese Friktion erfolgt noch 2-mal .

3b Am unteren Rand des Gesäßmuskels fühlen Sie deutlich das Sitzbein. Bearbeiten Sie diesen Bereich gezielt mit Fingerzirkelungen 1 – 2-mal.

Um mit den Handzirkelungen möglichst weit in die Tiefe des Gewebes zu gelangen, legen Sie beide Hände übereinander, wodurch der Druck erhöht wird.

4a Nehmen Sie sich nun wieder die Gesäßmuskeln vor. Führen Sie Handzirkelungen mit erschwerter Hand durch, um mit der Massage in die Tiefe zu kommen. Eine Hand liegt dabei auf der anderen, wodurch der Druck erhöht wird.

4b Beginnen Sie die Zirkelungen außen in Oberschenkelhöhe und massieren hüftwärts; streichen Sie dann zurück und setzen eine Handbreit höher neu an. Bearbeiten Sie so den gesamten Gesäßmuskel.

5a Formen Sie Ihre Hände hohlrund, Finger und Daumen bleiben geschlossen. Es folgen Klatschungen (siehe »Massagetechniken« Seite 25).

5b Nun lassen Sie die Hände mit festen Handgelenken in schnellem Wechsel mit geringem Druck auf die Muskeln schlagen. Dabei sollte ein dumpfer Laut zu hören sein.
Führen Sie die Klatschungen etwa 60 Sekunden durch.

6a Legen Sie eine oder beide Hände auf eine Gesäßhälfte. Greifen Sie anschließend mit leicht gespreizten Fingern einen Muskelbereich.

6b Die Lockerung des Muskels erfolgt wie in dem vorhergehenden Teilprogramm »Beine und Füße (Vorderseite)« 12b.

Zum Abschluss streichen Sie von der Mitte des Oberschenkels beginnend den Gesäßmuskel ein- oder beidhändig aus und ziehen in Hüfthöhe nach außen.

Wiederholen Sie diese Streichung 2 – 4-mal. Wechseln Sie dann zur anderen Seite!

Massage der Beine und Füße (Vorderseite)

Position: Ihr Partner wechselt in die Rückenlage. Legen Sie ihm eine Rolle o. Ä. unter die Kniekehle. Sie platzieren sich vor die Füße und schauen den Partner an.

1a Mit einer einleitenden Streichung bereiten Sie das Bein auf die folgende Massage vor. Beginnen Sie am Fußknöchel und streichen Sie insgesamt 3 – 5-mal beidhändig hoch bis zum Beinende.

1b Bei den Füßen streicht man hauptsächlich den Fußrücken. Dazu legen Sie eine Hand gegen die Fußsohle, um Gegendruck zu erzeugen. Die andere Hand streicht über den Fußrücken, der Daumen zeigt dabei zur Fußinnenseite, d. h., rechte Hand – linker Fuß und umgekehrt. Die Streichung beginnt bei den Zehen und verläuft bis zu den Knöcheln.

1c Mit einer Streichung der Fingerbeeren ziehen und schieben Sie zwischen den Zehenstrahlen des Fußrückens mit kräftigem Druck von den Zehen in Richtung Sprunggelenk und wieder zurück.

Beide Streichungen werden beidseitig zwischen 4 – 6-mal angewendet.

2 Streichen Sie nun jeden einzelnen Zeh mit Daumen, Zeige- und Mittelfinger aus. Mit einer Hand ziehen Sie den entsprechenden Zeh leicht zur Seite und halten ihn fest.

Sie massieren mit geraden oder leicht hin- und herdrehenden Strichen, die 4 – 6-mal wiederholt werden.

Richten Sie Ihre Aufmerksamkeit bei dieser Massageanwendung vor allem auf den Fußrücken, der hauptsächlich mit Streichungen bearbeitet wird.

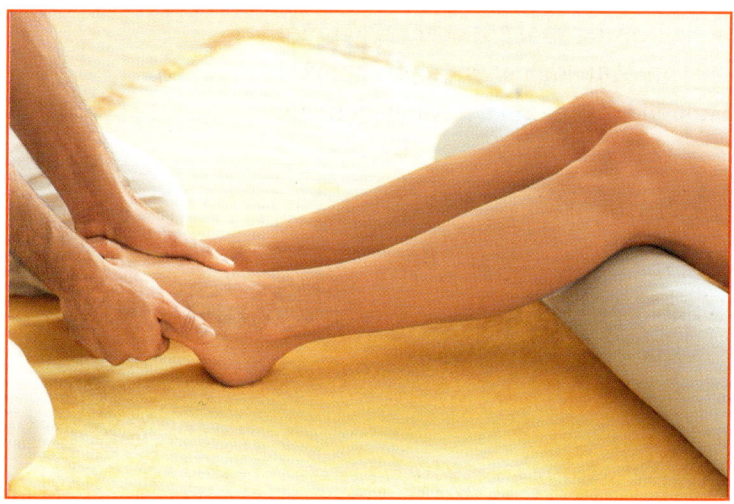

So wird das Quergewölbe des Fußes bearbeitet.

3a Umfassen Sie den Fuß – Daumen und Handballen liegen oben auf, und die Finger drücken von unten dagegen.

3b Jetzt wird das Quergewölbe des Fußes bearbeitet, um es zu mobilisieren. Dazu drücken Sie die Finger von unten kräftig gegen die Fußunterseite, die Daumen biegen die Fußränder dabei leicht nach unten.

In der Endposition 10 bis 15 Sekunden halten und 2 bis 4-mal wiederholen.

4 Streichen Sie mit einer Hand den Fußrücken von den Zehen über das Sprunggelenk hinaus bis zum Knie aus.

5 Es folgen kreisende Reibungen um die Innen- und Außenknöchel des unteren Schien- und Wadenbeines. Arbeiten Sie ein- oder beidhändig vom Außenknöchel quer über den Fuß hinweg zum inneren Knöchel.

Versuchen Sie, bei den Fingerstreichungen dem Verlauf der Muskeln im Bereich von Schien- und Wadenbein möglichst genau zu folgen.

6a Konzentrieren Sie sich jetzt auf die Muskeln, die sich in unmittelbarer Nähe des Schienbeines befinden. Eine Hand liegt am Innenknöchel, die andere führt Fingerstreichungen mit den mittleren Fingern aus.

6b Vom Außenknöchel beginnend wird kräftig über den kurzen und langen Wadenbeinmuskel sowie den vorderen Schienbeinmuskel an der Außenseite des Schienbeines in

Richtung Knie gestrichen. Die streichenden Finger zeigen zum Knie, der Daumen ist angelegt. Am Wadenbeinköpfchen wird die Hand geöffnet, der Daumen streicht auf der Innen- und die restlichen Finger auf der Außenseite zurück.
Wiederholen Sie diese Prozedur 2 – 4-mal .

7a Die in 6a–b ausgestrichenen Muskeln werden als Nächstes durch Fingerzirkelungen in der Tiefe gelockert. Dazu setzen Sie Zeige- und Mittelfinger oberhalb des Außenknöchels an der Schienbeinaußenseite an. Die andere Hand umfasst das Bein von unten an der Achillessehne.

7b Zirkeln Sie dann mit kleinen Bewegungen von außen nach innen zum Schienbein und mit steil gestellter Hand langsam an den Muskeln bis zum Knie. Wiederholen Sie diesen Griff so oft, bis die gesamte Muskulatur erfasst wurde.

Wenn die Fingerzirkelungen zu anstrengend sind, können Sie auch mit den Daumen massieren, um eine gute Lockerung in der Tiefe des Muskelgewebes zu erreichen.

8a Der gleiche Muskelbereich wird nun geknetet. Da die relativ schlanken Muskeln schwer zu fassen sind, müssen Sie die Fingerknetung einsetzen.

8b Beginnen Sie am besten am unteren Muskelabschnitt. Die Daumen sind schienbeinnah, die Finger geschlossen nach außen angelegt. Mit den Fingern heben Sie den Muskel ein Stück ab und schieben mit dem Daumen dagegen. Die Finger der zweiten Hand ziehen den Muskel gegen den Daumenwiderstand. Die so entstandene Schlangenlinie führen Sie bis fast zum Knie fort.
Diesen Griff wenden Sie mindestens 2-mal an.

9 Streichen Sie danach den Unterschenkel leicht aus, und lassen Sie die Bewegung über das Knie und den Oberschenkel laufen. Mit dieser Überleitungsstreichung, die Sie 2 – 4-mal wiederholen können, ist der Wechsel der Anwendungen zum Knie und zum Oberschenkel vollzogen.

10a Beide Hände werden an das Kniegelenk gelegt, die Daumen liegen oberhalb der Kniescheibe neben der Kniesehne. Nun streichen Sie mit den Daumenbeeren seitlich an Kniescheibe und -gelenk vorbei, so dass sich die Daumen unterhalb der Kniescheibe wieder treffen.
Diesen Griff 4-mal anwenden.

10b Sofort anschließend beginnen Sie mit streichenden Reibungen (siehe »Massagetechniken« Seite 23f.). Entweder mit zwei oder drei Fingern oder mit den Daumen bearbeiten Sie den gelenknahen Bereich, indem Sie kleine Kreise von oberhalb des Knies nach unten und wieder zurück beschreiben. Mit dieser Technik können Sie sehr gut das Innen- und Außenband erfassen.

Wiederholen Sie diesen Vorgang 2-mal .

Denken Sie daran: Alle Anwendungen – auch die, bei denen mit verstärktem Druck gearbeitet wird – dürfen für Ihren Partner niemals schmerzhaft sein. In diesem Fall senken Sie Druck und Intensität der Massagegriffe sofort.

11a Mit beiden Händen wird jetzt die Oberschenkelmuskulatur kräftig ausgestrichen. Die Hände werden beidseitig oberhalb des Knies angelegt, die Fingerspitzen zeigen kopfwärts in Streichrichtung, die Daumen liegen geschlossen oben. Gleiten Sie dann langsam und mit kräftigem Druck über die gesamte Länge des Oberschenkels. Achten Sie darauf, dass Sie bei den Wiederholungen immer neue Muskelanteile erreichen, damit die Vorderseite vollständig erfasst wird.

11b Oben angelangt, legen Sie die Daumen an die Hände an. Lassen Sie eine Hand an der Innenseite, die andere von der Hüfte an der Außenseite des Beines mit leichtem Druck wieder in die Ausgangsposition zurückgleiten.
Diese Zweihandstreichung wird 4-mal ausgeführt.

11c Ergänzend können Sie die einzelnen Muskelpartien, wie beispielsweise den vierköpfigen Muskel auf der Vorderseite, die Beinschließer auf der Innenseite und den Spanner der Oberschenkelbinde an der Außenseite nochmals ganz gezielt mit kräftigen Streichungen bearbeiten.

Positionswechsel: Begeben Sie sich jetzt an die Außenseite des Oberschenkels, den Sie massieren wollen. Ihre Schultern zeigen parallel zum Bein.

12a Mit Längsknetungen am vierköpfigen Muskel fahren wir fort. Die geschlossenen Finger liegen rechts und links neben dem geraden Schenkelmuskel, die Daumen nebeneinander oder aufeinander in der Mitte.

12b Die Finger heben den Muskel etwas ab; gleichzeitig drücken die Daumen darauf. Arbeiten Sie sich langsam über die Länge des Muskels vorwärts, streichen nach und wiederholen den Vorgang 2-mal.

13a Die entspannte Muskulatur ist sehr gut durch Querknetungen zu fassen. Vom Knie beginnend massieren Sie den Quadrizeps im Wechsel mit den Adduktoren.

13b Es folgen kräftige beidhändige Knetungen. Greifen Sie einen Teil der Oberschenkelmuskeln, und heben Sie ihn leicht an. Arbeiten Sie nun im Wechsel und rhythmisch gegeneinander. Eine Hand zieht den Muskel mit den Fingern heran, während der Daumen der anderen dagegen schiebt. Lassen Sie die Hände am Muskel hin- und zurückwandern.
Wenden Sie den Griff 2 – 4-mal an.

Beginnen Sie die Knetungen immer knienah, und denken Sie bei den Knetungen der Adduktoren daran, dass der Partner in diesem Bereich recht empfindlich sein kann.

14a Das Wringen (siehe »Massagetechniken« Seite 27) nach dem Kneten löst die noch vorhandenen Spannungen in der Muskulatur. Legen Sie eine Hand entfernt, die andere nah auf den Muskel.

14b Nun ziehen Sie die entferntere Hand mit Druck zu sich heran, die andere schiebt drückend von Ihnen weg. Wenn sich Ihre Hände kreuzen, drehen Sie den Muskel so weit es geht. Dann setzen Sie die wringende Bewegung an dem ausgesuchten Muskel für 10 bis 20 Sekunden fort.

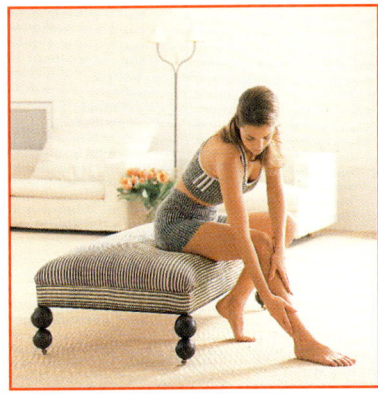

15a Stellen Sie den Fuß des massierten Beines auf, so dass der Oberschenkel gut zugänglich ist (Kniewinkel etwa 110 Grad), und lockern Sie den Muskel mit Rollungen (siehe »Massagetechniken« Seite 27).

15b Der Oberschenkelmuskel wird umfasst. Die Daumen liegen oben und die leicht gespreizten Finger weisen nach unten. Man bewegt die Hände möglichst weit hin und her, als würde man einen Ball in der Hand hin- und herrollen. So können Sie den Muskel um den Oberschenkelknochen rollen.

Achtung: Wenden Sie keine Hackungen, Klopfungen und Klatschungen auf Knochen oder in unmittelbarer Nähe der Gelenke an.

16a Um den Muskeltonus wieder leicht zu erhöhen, wenden Sie nun am besten Hackungen (siehe »Massagetechniken« Seite 25) an. Alle Finger werden gespreizt und über den anvisierten Muskelbereich gehalten. Mit einer Hand wird die Bewegung eingeleitet, indem die Hand mit lockerem Handgelenk mit dem kleinen Finger zuerst auf den Muskel trifft.

16b In diesem Moment schließen die anderen Finger, und die Hand prallt vom Muskel ab. Gleichzeitig trifft die zweite Hand auf den Muskel. Im schnellen Wechsel gehen Sie auf diese Weise am Muskel entlang.

Eine 2-malige Wiederholung reicht aus.

17 Ein letztes Ausstreichen rundet die Beinmassage ab. Wechseln Sie dann die Beinseite.

Selbstmassage der Beine und Füße

Beginnen sollten Sie mit dem Ausstreichen des ganzen Beines, wobei Sie am Fuß beginnen und über die Wade sowie die Rück- und Innenseite des Oberschenkels mehrmals hochstreichen. Alle Streichungen werden anfangs zart, danach kräftiger ausgeführt, gehen also zunehmend in Reibungen über. Nach den einleitenden Streichungen des gesamten Beines werden Fuß, Unter- und dann der Oberschenkel nacheinander massiert.

Ihre Position: Beim einleitenden Ausstreichen sollte das Bein mindestens auf Sitzhöhe sein. Noch günstiger ist es, die Rückenlage einzunehmen und die Ferse auf einen Stuhl zu legen. Zur weiteren Massage setzen Sie sich auf den Boden oder auf einen Stuhl. Beugen Sie ein Bein so weit, dass Sie auch die Füße erreichen können.

Massage der Beine und Füße

1 Sie beginnt mit Hand- und Fingerstreichungen des Fußrückens und der Fußränder. Die Hände umfassen den Fuß, beide Daumen liegen auf der Oberseite. Streichen Sie mit einem für Sie angenehmen Druck von den Zehen in Richtung Ferse und lassen Sie die Hände zurückgleiten.
Wiederholen Sie diesen Schritt 4-mal.

2 Es folgen Fingerstreichungen der Zehenstrahlen des Fußrückens. Ziehen Sie die gleichseitige Hand mit leicht gespreizten Fingern in den Zehenstrahlen langsam zum Beginn des Schienbeines.
4 – 6-mal wiederholen.

3 Zirkelungen der Zehengrundgelenke und der Zehenstrahlen schließen sich an. Machen Sie kleine kreisende Bewegungen mit Daumen oder Zeigefinger, wobei der Druck durch den aufgelegten Mittelfinger verstärkt werden kann. Massieren Sie in Richtung Sprunggelenk.
Bearbeiten Sie den Fußrücken auf diese Weise 2 – 4-mal.

4 Mobilisieren sie jetzt die Zehen und Mittelfußknochen. Wippen Sie zunächst mit den Zehen auf und ab, und spreizen

Die Fußmassage beginnt mit Hand- und Fingerstreichungen des Fußrückens und der Fußränder. Der Druck wird dabei allmählich gesteigert, aber nur so weit, dass er nicht unangenehm wird.

81

Sie sie. Die Zehgelenke und die Mittelfußknochen können Sie auch mit Ihren Händen bewegen.

5   Kräftige Streichungen des Fußrückens und der Fußränder führen Sie wie unter 1 durch, verstärken aber den Druck. 2-malige Wiederholung.

6   Nun folgen Zirkelungen des Knöchelbereiches. Sie massieren jeweils mit Mittel- und Zeigefinger beider Hände den Knöchelbereich zirkulierend von außen zur Fußrückenmitte.

7   Zwischenstreichungen des Fußrückens und der Fußränder wie in 5 schließen sich an.

Denken Sie bei 8 wieder daran, dass sich in diesem Bereich die Reflexpunkte befinden, von denen vielfältige mobilisierende Wirkungen in andere Körper- und Organbezirke ausgehen.

8   Jetzt sind kräftige Streichungen der Fußsohle mit dem Handballen oder der Faust an der Reihe. Ein Bein, im Unterschenkel gewinkelt, seitlich ablegen. Mit der Faust der Gegenhand ziehen Sie mit entsprechendem Druck vom Fußballen in Richtung Ferse. Die Gegenhand liegt auf dem Fußrücken und stabilisiert den Fuß durch Gegendruck. Auf dem Rückweg können Sie die Fußsohle leicht streichen.
Das Ganze sollten Sie 4 – 6-mal durchführen.

9   Fingerzirkelungen der gesamten Fußsohle: Die massierende Hand arbeitet mit Zeige- und Mittelfinger, die andere Hand hält den Fuß fest.
Bearbeiten Sie die Fußsohle in dieser Weise mindestens 2-mal.

10   Es folgen Hand- und Knöchelstreichungen als Zwischenstreichung im Bereich der Fußsohle und der Fußränder wie in 1 und 5. Dabei wird der Druck, den Finger bzw. Knöchel ausüben, allmählich verstärkt.
Die Streichung ebenfalls 2-mal wiederholen.

11 Danach werden Fingerstreichungen der Achillessehne durchgeführt. Zwischen Daumen und Zeigefinger wird die Achillessehne vom Fersenbein in Richtung Wadenmuskulatur ausgestrichen. Die Finger zeigen dabei zur Ferse.

12a Beginnen Sie nun mit einer Beidhand- sowie Fingerstreichung der Beinrückseite. Legen Sie alle Fingerkuppen beidseitig an die Achillessehne und streichen daran hoch bis zum Anfang der Wadenmuskulatur.

12b Die Hände umschließen den Wadenmuskel und gleiten bis zur Kniekehle. An der Wade dürfen Sie den Druck verstärken.
Wiederholen Sie diesen Griff 4 – 6-mal .

Unterstützen Sie die belebende und wohltuende Wirkung der Fußmassage dadurch, dass Sie möglichst bequemes Schuhwerk tragen und auf hohe Absätze verzichten, wann immer es geht.

13a Mit einer Beidhandstreichung wird die Vorderseite des Unterschenkels behandelt. Die Fingerspitzen der äußeren Hand zeigen nach innen, die der anderen nach außen. Hauptsächlich werden dabei der vordere Schienbeinmuskel und der lange Zehenstrecker bedacht.

13b Mit mittlerem Druck werden die Muskeln gegen das Schienbein ausgedrückt und in Richtung Knie ausgestrichen. Legen Sie die innere Hand an das untere Schienbeinende, der Handballen liegt auf dem Schienbein, die Finger fassen die Muskeln. Die zweite Hand setzt sukzessive ein und folgt der ersten.
Wiederholen Sie diese Wechselstreichung mit jeder Hand 4-mal (8 Streichungen).

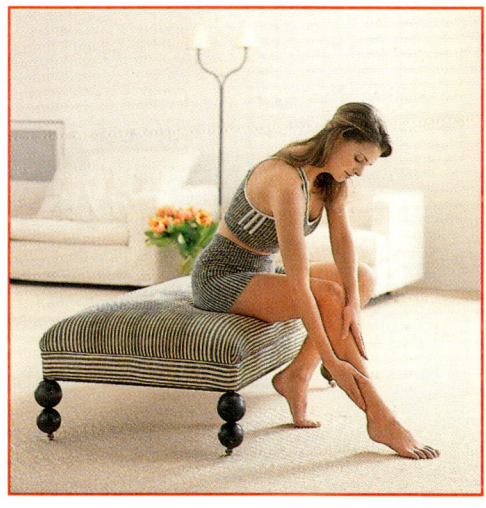

Die Muskeln werden mit mittlerem Druck gegen das Schienbein ausgedrückt.

14a Es folgen Längsknetungen der Wadenmuskulatur. Die Zeigefinger liegen mit den Spitzen nach unten seitlich neben

*Bei der Längskne-
tung kommt es da-
rauf an, die entspre-
chenden Muskel-
partien mit den
Fingern zu fassen
und behutsam zu
kneten.*

dem Schienbein. Die restlichen Finger sind geschlossen, die Daumen befinden sich oberhalb der Achillessehne in der Mitte am Wadenmuskel.

14b Beidhändig ziehen die Finger nun einen Teil des Muskels von seiner Unterlage weg, die Daumen pressen dagegen und drücken ihn leicht nach oben in Richtung zur Kniekehle. So können die Hände knetend aufwärts wandern.
Wiederholen Sie diese Knetung 2 – 4-mal.

15a Fahren Sie jetzt mit Fingerzirkelungen im nahen Knöchelbereich fort. Arbeiten Sie ein- oder beidhändig vom Knöchelrand über den Fußrücken auf die Achillesferse zu. Direkt am Knochen sollten Sie den Druck mindern.
Massieren Sie diesen Bereich mindestens 2-mal.

15b Lassen Sie dann eine Fingerstreichung und -zirkelung der Achillessehne folgen. Am Fersenbein beginnen Sie mit mittlerem bis starkem Druck. Sie streichen 2 – 4-mal an der Achillessehne entlang bis zum Beginn der Wadenmuskulatur.

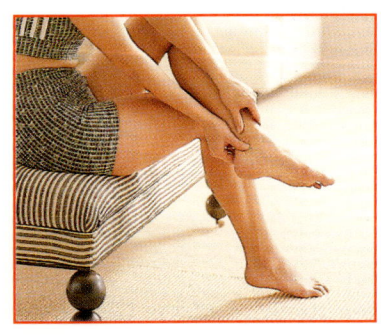

**Fingerstreichung
der Achillessehne.**

15c Die folgenden Zirkelungen können mit dem Daumen direkt von hinten, oder mit Daumen und Zeigefinger seitlich vorgenommen werden. Im ersten Fall liegt die Daumenbeere oberhalb des Fersenbeines auf der Achillessehne, die restlichen geschlossenen Finger umfassen das Sprunggelenk und erzeugen den nötigen Gegendruck für den massierenden Daumen. Mit kleinen Kreisbewegungen im und gegen den Uhrzeigersinn wandern Daumen und Hand kniewärts, bis zur unteren Wadenmuskulatur.

15d Im zweiten Fall nehmen wir die Achillessehne zwischen Daumen und Zeigefinger und beginnen oberhalb des Fersenbeines die Sehne zwischen den Fingern hin und herzureiben. Dabei wandern wir nach oben bis zum Muskel. Das können wir mindestens 2-mal wiederholen.

84

15e Diese Massagetechnik wird in der Nähe des Schienbeines fortgesetzt. Beginnen Sie wieder seitlich oberhalb der Fußknöchel. Innen arbeiten Sie sich mit kräftigem Druck und kreisenden oder geraden Bewegungen der Daumen in Richtung Knie vor.
Hier genügt 2-maliges Wiederholen.

15f Da die äußeren Muskeln wesentlich härter und größer sind, wird hier die Zirkulation mit den mittleren Fingern und erschwerter Hand empfohlen, wobei die eine Hand auf der anderen aufliegt und den Druck verstärkt.
Diese Technik sollten Sie 2 – 4-mal anwenden.

Wenn sich die Muskeln als besonders verhärtet erweisen, können Sie den Druck dadurch verstärken, dass sie die massierende Hand mit der anderen Hand beschweren.

16a Es schließt sich die Querknetung der Wadenmuskulatur an. Dazu legen Sie das Bein, das massiert werden soll, quer über das andere, so dass der Fußknöchel auf dem Oberschenkel aufliegt und die Innenseite des übergeschlagenen Beines nach oben zeigt.

16b Von Fingerknetungen an der Achillessehne gehen Sie zur Beidhandknetung der Wadenmuskeln über. Greifen Sie viel Muskelmasse. Kneten Sie den gesamten Muskel gut durch, und wiederholen Sie den Griff mindestens 2-mal.

17 Die abschließende Streichung des Unterschenkels lassen Sie in sanften Bewegungen bis zur Hüfte auslaufen.
Dieser Vorgang sollte 2 – 4-mal wiederholt werden.

18a Es folgen kräftige Beidhandstreichungen der Oberschenkel von der Kniescheibe hin zur Leiste bzw. der Kniekehle bis zur Gesäßfalte. Den Daumen dabei abspreizen.

18b Damit Sie den gesamten Oberschenkel erfassen können, wird jeweils eine Streichung mit geschlossenen Daumen auf der Vorderseite und die nächste auf der Rückseite ausgeführt. Auch hier wiederholen Sie jede Streichung 4-mal.

Achten Sie bei der Einhandknetung, wie sie unter 19 beschrieben ist, darauf, dass die Oberschenkelmuskulatur so gut wie möglich entspannt ist.

19a Greifen Sie mit einer Hand gleichseitig an der Außenseite des Oberschenkels knapp oberhalb der Kniekehle in die Muskulatur. Die Finger zeigen nach innen, Daumen und Daumenballen liegen außen an. Greifen Sie tief in die fühlbare Muskelrille zwischen dem zweiköpfigen Oberschenkelmuskel und dem Halbsehnenmuskel.

19b Nun ziehen Sie mit den Fingern ein Stück Muskel von seiner Unterlage weg und drücken mit dem Daumenballen kräftig dagegen. Wandern Sie langsam mit der Hand am zweiköpfigen Muskel entlang, und wenden Sie die Einhandknetung an, die Sie mindestens 2-mal wiederholen.

19c Wechseln Sie zur Innenseite, und wechseln Sie auch die massierende Hand. Greifen Sie eine halbe Handbreite oberhalb der Kniekehle mit den Fingern den Halbsehnenmuskel. Verfahren Sie dann wie in 19b beschrieben.

20a Sie können sofort zur beidhändigen Querknetung der Adduktoren an der Innenseite des Oberschenkels überleiten. Sitzen Sie auf dem Boden, lassen Sie das Bein einfach mit abgewinkeltem Knie ein wenig zur Seite fallen. Sitzen Sie erhöht, rutschen Sie nach vorne an den Stuhlrand, und heben Sie die Ferse leicht an. Dadurch ist die Oberschenkelmuskulatur total entspannt.

20b Legen Sie beide Hände mit den Fingern nach unten nebeneinander an die Innenseite des Schenkels, die abgespreizten Daumen zeigen zueinander. Setzen Sie dann oberhalb des Knies mit dem Massagegriff an. Arbeiten Sie im Wechsel und rhythmisch gegeneinander. Eine Hand zieht den Muskel mit den Fingern heran, der Daumen bzw. der Daumenballen schiebt dagegen. Die Hände wandern durch die wechselseitige Knetbewegung am Muskel entlang und schieben einen Muskelwulst in Schlangenlinien mit.
Wiederholen Sie die Knetung 2 – 4-mal.

Im Folgenden wird die beidhändige Variante der Längsknetung des vierköpfigen Muskels auf der Vorderseite des Oberschenkels beschrieben.

21 Beide Hände werden seitlich kurz über dem Knie an den Oberschenkel gelegt. Die Daumen liegen, ein umgedrehtes »V« bildend, an der Vorderseite auf. Die Hände drücken seitlich gegen die Schenkelseiten und heben so den geraden Muskel in der Mitte ein wenig ab. Jetzt drücken die Daumen gegen den abgehobenen Muskelabschnitt und drücken ihn zurück auf die knöcherne Unterlage. Die Hände wandern mit kleinen Kreisbewegungen an den Seiten bis zur Leistenbeuge.
2-mal wiederholen.

Wie Sie sehen, folgt auf einen »harten« Massagegriff immer ein »weicher«. Diese Praxis gilt für alle Massageprogramme, wenn nicht ausdrücklich anders angegeben.

22a Den inneren und äußeren Schenkelmuskel massieren Sie mit der Einhandknetung, die Sie jeweils vom Knie beginnen und in Richtung Leiste bis zur Mitte des Oberschenkels und außen bis fast zur Hüfte mit der gleichseitigen Hand durchführen.

22b Am inneren Muskel, den man gut als kleine hervorspringende Wulst sehen kann, schiebt hauptsächlich der Daumen gegen die heranziehenden Finger. Den äußeren Muskel ziehen Sie mit den nach unten weisenden Fingern seitlich nach oben und drücken mit dem Daumen kräftig dagegen.

23a Einhandschüttelungen an der Vorder- und Rückseite dienen der Lockerung der gesamten Muskelgruppe. Legen Sie eine Hand mit leicht gespreizten Fingern auf den Oberschenkel, und schütteln Sie dann den Muskel durch schnelles Hin- und Herbewegen der Hand bei nur leicht stabilisiertem Handgelenk.

23b Den gleichen Griff verwenden Sie an der Unterseite, nur steht hier die schüttelnde Hand quer. Sie können mit der

Noch einmal zur Erinnerung: Massieren Sie jedes Bein einzeln, und schließen Sie die Anwendung immer mit einer großflächigen Ausstreichung ab.

gleichseitigen Hand von außen oder mit der Gegenhand von der Innenseite aus schütteln.

24 Zum Abschluss wird das Bein noch einmal über die ganze Länge mit leichtem bis mittlerem Druck ausgestrichen. Wiederholen Sie dies 2 – 4-mal. Vergessen Sie den Beinwechsel nicht!

Gesäßmassage

Position: Eine Massage zur Lockerung der Gesäßmuskeln sollten Sie bei entspannter Muskulatur durchführen. Sie haben zwei Möglichkeiten: Im Stand verlagern Sie das Körpergewicht auf das Bein, das Sie nicht massieren, und heben die andere Ferse leicht an. Sollten Sie unsicher stehen, halten Sie sich mit einer Hand fest. Im Liegen gehen Sie in die Rückenlage, winkeln die Knie bis etwa 100 Grad an und legen ein Knie seitlich ab. Dadurch wird die andere Gesäßhälfte frei und ist entspannt.

Es ist für den Partner angenehmer, wenn man die Massageöle leicht angewärmt auf die Hände gibt.

1 Streichen Sie 4-mal mit der gleichseitigen Hand, zunächst mit leichtem Druck, den Gesäßmuskel vom Sitzbein hoch zum Beckenkamm und dann nach außen.

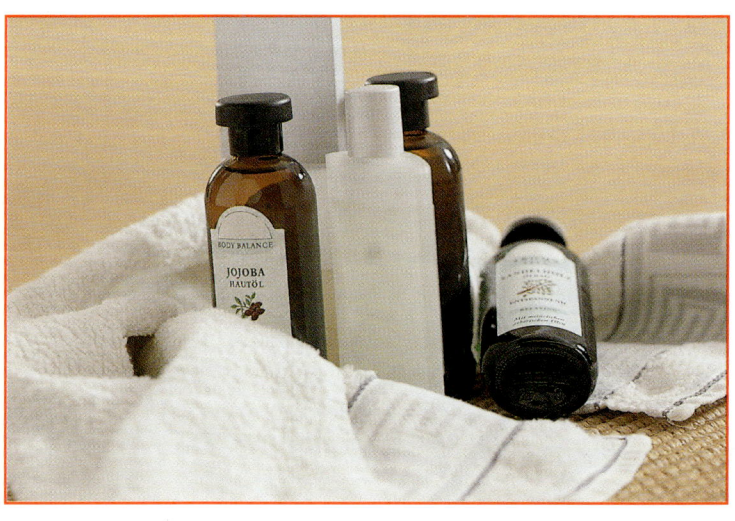

2 Wiederholen Sie diese Streichung mit zunehmend stärkerem Druck noch 4 – 6-mal.

3 Beginnen Sie die folgenden Einhandknetungen einer Gesäßhälfte zunächst mit leichtem bis mäßigem Druck, gehen dann aber allmählich zu stärker werdendem Druck über.

4 Mit Fingerzirkelungen am Beckenkamm von innen nach außen fahren wir fort. Die Hand ist quergestellt, die Finger zeigen zur Wirbelsäule, die Kleinfingerseite nach oben, und der Daumen ist abgespreizt. Nach der Zirkelung streichen Sie den Bereich mit der Hand zum äußeren Hüftknochen aus.
2-mal wiederholen.

5 Am unteren Rand des Gesäßmuskels fühlen Sie deutlich das Sitzbein. Bearbeiten Sie diesen Bereich gezielt 1 – 2-mal mit Fingerzirkelungen.

6 Kehren Sie wieder zum Gesäßmuskel zurück. Mit Hand-, Finger- oder Knöchelzirkelungen soll versucht werden, mehr in die Tiefe zu kommen. Beginnen Sie die Zirkelungen an der Innenseite in Oberschenkelhöhe. Massieren Sie hüftwärts, dann streichen Sie zurück und setzen eine Handbreit höher neu an. Wiederholen Sie diesen Vorgang noch 1-mal.

7 Legen Sie eine Hand auf eine Gesäßhälfte. Greifen Sie mit leicht gespreizten Fingern einen Muskelbereich. Schütteln Sie nun den Muskel zwischen Fingern und Daumen durch lockere Seitwärtsbewegungen der Hand.
Auch diesen Griff noch 1-mal wiederholen.

8 Zum Abschluss streichen wir den Gesäßmuskel von der Mitte des Oberschenkels ausgehend bis in Hüfthöhe aus, was wir 2 – 4-mal wiederholen.
Wechseln Sie dann zur anderen Seite!
Damit ist das Programm zur Selbstmassage für Beine, Füße und Gesäß abgeschlossen.

Bei den Zirkelungen der Gesäßmuskulatur kommt es darauf an, möglichst weit in die Tiefe des Gewebes vorzudringen. Verstärken Sie gegebenenfalls den Druck etwas, und gleichen Sie die Belastung mit nachfolgenden Streichungen wieder aus.

Aktivprogramm 4:
Stärkung der Armmuskulatur

Außer durch seinen aufrechten Gang unterscheidet sich der Mensch auch durch die Greiffunktion der Hände von anderen Lebewesen. Die Arm- und Handmuskulatur ist heutzutage weniger belastet, es sei denn, es liegt eine einseitige Überlastung vor. Das macht sich dann durch Muskelschmerzen oder -verspannungen bemerkbar. Man konstatiert allerdings eher Gelenkbeschwerden, denn unsere Gelenke können z. B. aufgrund von mangelnder Bewegung in ihrer ursprünglichen Funktion stark eingeschränkt sein.

Der Zustand von Armmuskulatur und -gelenken schwankt bei den meisten Menschen heuzutage zwischen permanenter Unterforderung und einseitiger starker Überlastung. Beide Zustände können durch Massageanwendungen erheblich verbessert werden.

Massagen für starke Arme

Die Massage der Arme erfolgt je nach Abschnitt mit unterschiedlichen Griffen. Die Muskeln müssen in ihrer gesamten Länge erfasst werden. An den Gelenken und deren Umgebung sind Streichungen zu bevorzugen. Eine Handmassage wirkt besonders entspannend, weil die Hände wie auch die Füße über Reflexverbindungen zu anderen Organen verfügen. Verwenden Sie nur wenig Öl, um eine bessere reflektorische Wirkung erzielen zu können.

Partnermassage gegen Muskel- und Gelenkbeschwerden der Arme

Der Partner sollte eine bequeme Lage einnehmen. Im Sitzen ist es besser, den Arm, der massiert wird, irgendwie abzustützen. Im Liegen ist die Entspannung fast automatisch gegeben. Wählen Sie die Massageposition nach Belieben und entsprechend den örtlichen Bedingungen aus.
Ihre Position: Sie setzen oder stellen sich so, dass die Hand bzw. der Arm des Partners gut zu fassen sind.

1   Beginnen Sie die Massage mit der einleitenden Ausstreichung des gesamten Arms. Heben Sie dazu den Arm des Partners an, indem Sie seine Hand nehmen. Umfassen Sie mit der massierenden Hand das Handgelenk und streichen mit leichtem Druck 6-mal von dort den Arm über die gesamte Länge aus.
Danach wechseln wir zur Handmassage des gleichen Arms.

2   Zuerst streichen wir die Finger einzeln aus, wobei wir mit einer Hand den zu bearbeitenden Finger zwischen Daumen und Zeigefinger halten. Der ausgeübte Druck wird zunehmend stärker. Der Finger wird mit Daumen und Zeige-, manchmal auch zusätzlich mit dem Mittelfinger, umfassend von der Fingerbeere zur Mittelhand ausgestrichen.

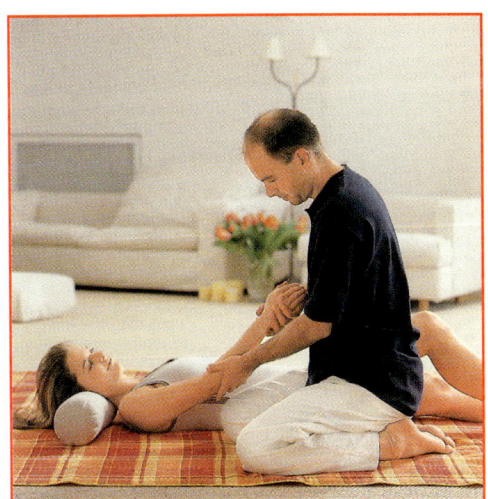

Einleitende Ausstreichung des gesamten Arms.

3   Legen Sie die Hand des Partners in Ihre freie Hand, Innenseite auf Innenseite, und beginnen Sie mit der anderen in den Fingerstrahlen des Handrückens mit einem oder mehreren Fingern in Richtung Handgelenk zu streichen.
Diese Fingerstreichung wiederholen Sie 4-mal, und streichen den Handrücken mit der ganzen Hand mehrfach in Richtung Gelenk aus.

4   Ihr Partner dreht die Hand um, der Handteller zeigt nach oben. Ihre Hände halten die Hand des Partners. Streichen Sie mit beiden Daumen zugleich oder im Wechsel mit leichtem bis mittlerem Druck die Handinnenseite aus.
Diese Fingerstreichung wiederholen Sie 4-mal, wobei der Druck allmählich ansteigen sollte.

Damit Muskeln und Gelenke möglichst entspannt sind, empfiehlt es sich, dass Sie die Hände Ihres Partners während der Massage halten. Das ist günstiger, als wenn Ihnen der zu Massierende die Hände oder Arme entgegenstreckt.

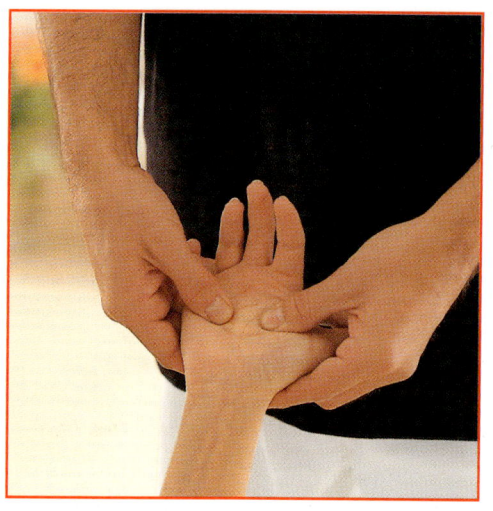

5 Daran schließen sich Fingerzirkelungen mit dem Daumen bzw. Zeige- und Mittelfinger an. Mit geraden oder kleinen Kreisbewegungen bearbeiten Sie den gesamten Handteller.

6 Es folgen Fingerknetungen des Handtellers (Bild links).
Sie können die Muskeln und das Gewebe mit dem Zeige-, Mittelfinger und Daumen lockern. Bearbeiten Sie die Zonen intensiv.

7 Abschließend wird die Handinnen- und -rückseite noch einmal gut ausgestrichen. Danach gehen Sie direkt zu einer Unterarmmassage über.

Unterarmmassage

Bei der Anwendung 8 ist es besonders wichtig, den Druck wechselnd an- und wieder abschwellen zu lassen. Deshalb beim Heraufstreichen stärker drücken, dafür auf dem Rückweg nur leichten Hautkontakt halten.

8 Die in 7 beschriebenen Streichungen werden nun intensiver. Fassen Sie mit Ihrer freien Hand um das Handgelenk der gegenüberliegenden Hand des Partners. Der Daumen ist oben und die Kleinfingerseite zeigt zum Handgelenk. Streichen Sie mit zunehmendem Druck den Unterarm bis zum Ellbogen hin aus. Auf dem Rückweg halten Sie lediglich Hautkontakt.
Diese Einhandstreichung wiederholen Sie 6 – 8-mal.

9 Nun kneten Sie mit allen Fingern die gesamte Unterarmmuskulatur, besonders den Bereich ab Mitte Unterarm in Richtung Ellbogen. Setzen Sie die Knetung mindestens 2-mal hintereinander ein.

10 Noch intensiver in die Tiefe wirken Fingerzirkelungen, die Sie über die gesamte Länge der Beuge- und Streckmuskulatur des Armes ausführen.

11   Die so bearbeitete Unterarmmuskulatur streichen Sie danach 2 – 4-mal leicht aus.

12   Widmen Sie Ihre Aufmerksamkeit nun dem Ellbogengelenk. Mit einer Hand stützen Sie die Innen- oder Außenseite des Gelenks, das während der Behandlung ein wenig gebeugt wird. Massieren Sie das Gelenk mit leichten Fingerstreichungen und -zirkelungen.

Oberarmmassage

13a   Einhandstreichungen, die vom Handgelenk bis in die Achselhöhle verlaufen, leiten über zum Oberarm, der nun etwa 6-mal kräftig ausgestrichen wird. Dabei liegt der Daumen an der Außenseite an, die Finger umgreifen den Oberarm und halten ihn fest.

13b   Da wir den Oberarm nicht ganz umgreifen können, wechseln wir zwischen der geraden Streichung und einer mit einer Drehbewegung ausgeführten Streichung nach innen und außen, um die Beuge- und Streckmuskulatur vollständig zu erreichen. Ein Wechsel der massierenden Hand nach einigen Streichungen ist empfehlenswert.

Die Handstreichungen des Oberarms sind einigermaßen anstrengend; deshalb empfiehlt es sich, die Massagehand von Zeit zu Zeit zu wechseln. Lockern Sie die strapazierte Hand zwischendurch immer mal wieder.

14a   Der Arm wird so gedreht, dass Sie die Innenseite gut massieren können. Vor allem der Armbeuger ist für die Beugung des Unterarms im Ellbogengelenk verantwortlich; dieser wird mit kräftigen Streichungen bedacht.

14b   Eine Hand hält den Arm am Ellbogen, die andere massiert mit Daumenstreichungen die Muskeln. Der Daumen gleitet mit entsprechendem Druck über die gesamte Länge der Muskeln. Der Rückweg erfolgt dabei mit lediglich flüchtigem Hautkontakt. Wiederholt wird dieser Griff 4 – 6-mal, wobei der Daumen bei jeder folgenden Streichung über einen neuen Muskelabschnitt streicht.

15 An der hinteren Seite des Oberarms ist der dreiköpfige Unterarmstrecker lokalisiert, der für die Streckung des Unterarms verantwortlich ist. Dieser Muskel wird mit Daumen- oder Fingerstreichungen massiert, wie in 14a–b beschrieben. Die Armposition ist ebenfalls dieselbe; Sie können den Arm allerdings auch in die Vorhalte nehmen.
Wiederholen Sie diesen Schritt mindestens 4-mal.

16 Die gleiche Massagetechnik wird am Deltamuskel eingesetzt; er ist an allen Armbewegungen beteiligt und somit stark beansprucht. Mit den Daumen lassen sich die Streichungen, die 6 – 8-mal wiederholt werden, gut verabreichen.

Der Deltamuskel kann auch mit der Einhandknetung sehr wirkungsvoll massiert werden. Die freie Hand hebt dazu den Arm in die Vorhalte, während mit der anderen die Knetgriffe angesetzt werden.

17a Mit beidhändigen Fingerknetungen massieren Sie nun Bizeps, Trizeps und den Deltamuskel. Die Armmuskeln sollten entspannt und gut zu fassen sein.

17b Ziehen Sie dann mit den Fingern einen Muskelabschnitt zu sich heran, und drücken Sie mit dem Daumen der anderen Hand dagegen. In rhythmischem Wechsel wandern die Hände am Muskel entlang.
Wenden Sie diesen Griff 4-mal an.

18a Nehmen Sie denselben Arm, und greifen Sie ihn beidhändig oberhalb des Ellbogengelenks, so dass die Bizepsseite zu Ihnen zeigt. Die Daumen liegen auf dem Bizepsmuskel auf, die Finger sind auf der Rückseite am Trizeps angelegt.

18b Führen Sie nun kleine kreisförmige oder geradlinige Zirkelungen über die gesamte Muskellänge aus. Arbeiten Sie mit beiden Daumen gleichzeitig; die Finger führen auf der Rückseite eine Streichung mit mäßigem Druck durch. Am Muskelende gleiten die Hände in die Ausgangsposition zurück. Nun wird die Rückseite mit Fingerzirkelungen bedacht. Diesen Griff wiederholen Sie 2 – 4-mal am gesamten Muskel.

19 Streichen Sie den Oberarm mit leichtem Druck 4 – 6-mal umfassend aus.

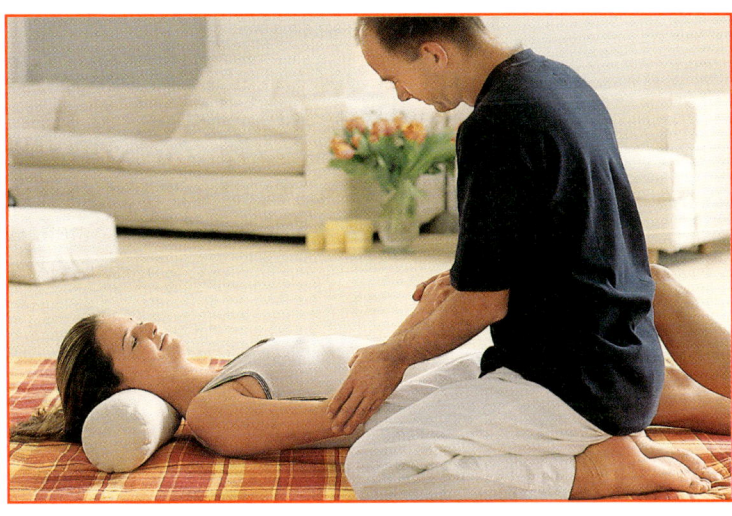

20 Für abschließende Schüttelungen (siehe »Massagetechniken« Seite 27) nehmen Sie den massierten Arm des Partners wie bei einer Begrüßung und schütteln ihn leicht und rhythmisch durch. Nehmen Sie sich dann den anderen Arm vor.

Selbstmassage der Arme und Hände

Da die Massagetechniken ähnlich sind wie die bei der Partnermassage, werden wir im Wesentlichen auf die Unterschiede näher eingehen.

Position: Setzen Sie sich bequem hin, und legen Sie den Arm, den Sie massieren wollen, auf einer Unterlage ab.

Handmassage

1 Beginnen Sie wie bei der Partnermassage in diesem Aktivprogramm mit der einleitenden Ausstreichung des gesamten Armes. Heben Sie dazu Ihren Arm leicht an, indem Sie die Hand auf ein Kissen oder Polster legen. Umfassen Sie nun mit der massierenden Hand das Handgelenk, und streichen Sie mit leichtem Druck von dort aus den Arm über die gesamte Länge 6-mal mit mäßigem Druck aus.

Danach wechseln wir zur Handmassage des gleichen Arms.

Suchen Sie sich eine Massageposition, bei der Sie ganz locker und entspannt sind. Für die Arme bzw. Hände suchen Sie sich am besten eine nicht zu weiche Auflagemöglichkeit.

2 Zuerst streichen wir die Finger einzeln aus, wobei wir mit einer Hand den zu bearbeitenden Finger zwischen Daumen und Zeigefinger halten. Der ausgeübte Druck wird zunehmend stärker. Der Finger wird mit Daumen und Zeige-, manchmal auch zusätzlich mit dem Mittelfinger, umfassend von der Fingerbeere zur Mittelhand ausgestrichen.

3 Legen Sie die Hand mit dem Handrücken nach oben auf die Unterlage oder gegen Ihren Bauch. Mit Ihrer freien Hand beginnen Sie wie bei der Partnermassage in den Fingerstrahlen des Handrückens mit einem Finger oder den mittleren Fingern in Richtung Handgelenk zu streichen. Sie dürfen dabei keinen Schmerz empfinden.
Diese Fingerstreichung wiederholen Sie 4-mal.

4 Drehen Sie nun die Hand um, so dass die Innenseite nach oben zeigt. Lassen Sie die Hand auf der Unterlage liegen. Wir wenden nun 4 bis 6 Handstreichungen an, die wir mit quer- oder längsgestellter Hand durchführen können.

Die meisten der hier empfohlenen Massagegriffe wurden ausführlicher im Abschnitt »Partnermassage für starke Arme« auf den Seiten 90 - 95 erläutert. Blättern Sie zurück, wenn Sie den einen oder anderen Griff nicht mehr so sicher beherrschen sollten.

5 Nehmen Sie die Hand, die Sie massieren wollen, so vor den Körper, dass der Daumen nach oben zeigt. Fassen Sie mit den Fingern der anderen auf den Handrücken und mit dem Daumen an den Handteller. Führen Sie nun Fingerzirkelungen mit dem Daumen von den Fingergrundgelenken in Richtung Handgelenk durch.
Massieren Sie die gesamte Handinnenseite auf diese Weise mindestens 2-mal.

6 Es folgen Fingerknetungen des Handtellers. Sie können die Muskeln und das Gewebe mit dem Zeige-, Mittelfinger und Daumen lockern. Bearbeiten Sie die Zonen intensiv über einen Zeitraum von etwa 30 Sekunden.

7 Abschließend wird die Handinnen- und -rückseite noch einmal gut ausgestrichen. Danach gehen Sie direkt zu einer Unterarmmassage über. Vergessen Sie die Muskeln zwischen der Daumen- und Zeigefingergabel nicht.

Unterarmmassage

8 Auch die Unterarmbehandlung erfolgt nach demselben Prinzip wie bei der Partnermassage. Die in 7 beschriebenen Streichungen werden nun intensiver. Fassen Sie mit einer Hand um das Gelenk der gegenüberliegenden Hand. Der Daumen ist oben und die Kleinfingerseite zeigt zum Handgelenk. Streichen Sie mit zunehmendem Druck den Unterarm bis zum Ellbogen hin aus. Auf dem Rückweg halten Sie lediglich Hautkontakt. Drehen Sie nach jeder Streichung die Hand ein wenig nach außen und dann wieder nach innen, und wiederholen Sie diesen Schritt 6–8-mal.

Bei der Streichung des Unterarms, wie sie unter 8 beschrieben wird, kommt es auch darauf an, dass Sie nach jeder Streichung die Hand, welche den Arm umfasst, abwechselnd nach außen und dann wieder nach innen drehen.

9 Nun kneten Sie mit allen Fingern die gesamte Unterarmmuskulatur, besonders den Bereich ab Mitte Unterarm in Richtung Ellbogen. Schieben Sie den Muskel mit dem Daumen vom Knochen weg, und arbeiten Sie mit den Fingern dagegen. Setzen Sie die Knetung 2–4-mal hintereinander ein.

10 Noch intensiver in die Tiefe wirken die folgenden Fingerzirkelungen, die Sie mit dem Daumen bzw. Zeige- und Mittelfinger über die gesamte Länge der Beuge- und Streckmuskulatur des Armes ausführen.

11 Streichen Sie nun die Muskeln 2 – 4-mal leicht aus.

12 Das leicht angewinkelte Ellbogengelenk wird mit leichten Fingerstreichungen an der Innenseite und an der Außenseite bedacht.

Oberarmmassage

Auch bei den Einhandstreichungen, mit denen Sie die Ober-armmassage am besten beginnen, gibt es keine nennenswer-ten Abweichungen von der Vorgehensweise bei der Partner-massage.

13a Einhandstreichungen, die vom Handgelenk bis in die Achselhöhle verlaufen, leiten über zum Oberarm, der etwa 6-mal kräftig ausgestrichen wird. Dabei liegt der Daumen an der Außenseite an, und die Finger umgreifen den Oberarm.

13b Da wir den Oberarm nicht ganz umgreifen können, wech-seln wir zwischen der geraden Streichung und einer mit einer Drehbewegung nach innen und außen, um die Beuge- und Streckmuskulatur vollständig zu erreichen. Ein Wechsel der massierenden Hand nach einigen Streichungen ist empfeh-lenswert.

Lassen Sie den zu massierenden Arm bewusst locker her-abhängen, damit die Muskeln so weit wie möglich ent-spannt sind. Dann ist die Massagewir-kung am nachhal-tigsten.

14 Mit Einhandknetungen bearbeiten Sie als Nächstes den Trizeps. Der Arm hängt entspannt nach unten und lehnt mit dem Unterarm am inneren Oberschenkel der gleichen Seite an. Greifen Sie mit der freien Hand oberhalb des Ellbogens auf die Rückseite des Oberarms. Nun ziehen Sie mit den Fingern den Muskel zu sich heran und drücken mit dem Handballen dage-gen, wobei einmal die Kleinfingerseite und dann die Daumen-seite vorgeschoben wird.
Diesen Griff setzten Sie 4-mal ein.

15 Die Unterarmbeugemuskeln mit dem zweiköpfigen Armmuskel und dem Armbeuger kneten Sie mit den Fingern. Dazu stellen Sie Finger und Daumen in Opposition und greifen die Beuger kurz über der Ellbogenbeuge. Der Arm ist ange-winkelt und liegt auf einer Unterlage auf. Durch alternierendes Schieben und Ziehen bearbeiten Ihre Finger den Muskel bis

fast zur Achselhöhle. Dann gleitet die Hand mit sanftem Druck in die Ausgangslage zurück.
Die Fingerknetung sollten Sie ebenfalls 4-mal wiederholen.

16 Eine Kombination von Finger- und Handknetung können Sie am Deltamuskel gut anwenden. Wir kneten diesen Muskel auch mindestens 4-mal.

17 Sie entscheiden nun, ob Sie mit Fingerzirkelungen an den genannten Muskeln nochmals ansetzen. Leichte Zirkelungen um das Ellbogengelenk herum und am Schultergelenk können Sie bei Bedarf anschließen.

18 Abschließend wird der Oberarm einige Male und der gesamte Arm 2 – 4-mal ausgestrichen.

19 Lassen Sie den massierten Arm nun entspannt hängen, und schütteln Sie ihn locker aus.

Die Muskeln vor einseitiger Überlastung schützen

Durch Überbelastung von Muskeln oder Sehnen kommt es vor allem im Bereich der Arme und Hände zu schmerzhaften Reizzuständen. Besonders betroffen sind die Muskelansätze am Schultergelenk sowie die Sehnenansätze am Ellbogengelenk. Hervorgerufen werden diese Überlastungen durch monotone Bewegungsabläufe im Berufsleben – z. B. lang andauernde Schreibarbeiten am Computer – oder auch in der Freizeit – z. B. bei bestimmten sportlichen Disziplinen wie Tennis oder Kugelstoßen. Neben der Überlastung von Muskeln und Sehnen spielen auch Störungen der Muskelkoordination und eine damit verbundene Verkrampfungsneigung eine Rolle. Auch dagegen hilft die hier angebotene Massage, wenn man gleichzeitig der Einseitigkeit im Alltag entgegentritt.

Vermeiden Sie, wo immer es geht, einseitige Belastungen von Muskeln, Sehnen und Gelenken. Machen Sie ausreichende Pausen, und lockern Sie Arme und Hände zwischendurch immer wieder durch Schwenken und Ausschütteln. Auch sportliche Aktivitäten können belasten, wenn sie einseitig belasten – denken Sie nur an den berüchtigten »Tennisarm«.

Aktivprogramm 5:
Sanfte Hilfe bei Kopfschmerzen

Kopfschmerzen sind Warnsignale des Körpers. Sie zeigen an, dass unser Organismus oder unsere Psyche über Gebühr belastet ist. Deshalb sollten wir sie nicht ignorieren oder bagatellisieren.

Kopfschmerzen sind Beschwerden, die meist in Verbindung mit Überanstrengung, Müdigkeit, Stress oder Alkoholkonsum auftreten. Nicht immer werden sie als Alarmsignal des Körpers gewertet, sondern eher bagatellisiert.

Bei häufigen, so genannten symptomatischen Kopfschmerzen sollten Sie einen Arzt zu Rate ziehen. Infektionen der Zähne oder Nasennebenhöhlen, eine Grippe, Erkältung oder eine Mittelohrentzündung können hier der Auslöser sein. In diesen Fällen wird eine Massage kaum Linderung verschaffen.

Massagen bei Kopfschmerzen

Die Lockerung muskulärer Anspannungen durch Massage hilft, Spannungskopfschmerzen zu lindern.

Anders sieht es bei Spannungskopfschmerzen aus, die meist vom Nacken zum Hinterkopf hin ausstrahlen und auf Verspannungen der Nackenmuskulatur beruhen. Diese Kopfschmerzen sind oft recht hartnäckig; sie werden häufig durch Fehlstellungen des Kopfes, muskuläre Anspannung und immer mehr auch durch Stress verursacht.

Es werden zwei Arten von Spannungszuständen unterschieden: Einmal die übermäßige Anspannung der Schulter- und Nackenmuskulatur, die zu einer Reizung der Nervenwurzeln und einer Formveränderung der HWS führen kann.

Zum anderen kann sich durch Verengung der Arterien ein erhöhter Blutdruck in Richtung Kopf aufbauen, der sich weiter auf die Gehirn-Rückenmarksflüssigkeit dicht unterhalb des Schädels überträgt und die Kopfschmerzen hervorruft.

Partnermassage bei Kopfschmerzen

Nehmen Sie sich für die folgende Partnermassage mindestens 15 bis 20 Minuten Zeit.

Lagerung: Diese Massage kann sowohl im Liegen als auch im Sitzen verabreicht werden. An dieser Stelle wird auf die zweite Variante näher eingegangen. Ihr Partner sitzt auf einem Stuhl oder Hocker; Hals- und Schulterbereich sind unbekleidet.
Ihre Position: Sie stehen hinter dem Partner.

Massage von Nacken und Schultern

1a Verreiben Sie ein wenig Öl in Ihren Händen und verteilen Sie es im Nacken- und Schulterbereich des Partners. Legen Sie beide Hände seitlich an die Nackenmuskulatur, die Zeigefinger sind unterhalb der Ohren angelegt.

1b Streichen Sie von dort mit zunehmendem Druck nach unten und dann an der Schulter entlang nach außen über den Deltamuskel hinaus. Halten Sie dabei vollen Hautkontakt und lassen die Hände wieder sanft zurückgleiten.

2a Legen Sie beide Hände so auf die Schultern, dass die Kleinfingerseite ungefähr am Schlüsselbeinende anliegt. Die Daumen sind weit abgespreizt und befinden sich auf der Innenseite der Schulterblätter.

2b Aus dieser Daumenstellung heraus streichen Sie einen Abschnitt vom mittleren und oberen Anteil des Kapuzenmuskels mit den Daumen nackenwärts. Wird der Muskel weicher, kann der Druck leicht erhöht werden. Wenn die Daumen nach oben streichen, ziehen die Finger den Muskel leicht heran, und der Handballen drückt zusätzlich dagegen. Die Daumen gehen in die ursprüngliche Position zurück und wiederholen die Daumenstreichung. Den Daumenabstand können Sie durch Verschieben der aufliegenden Hände verändern.

Achtung: Verstärken Sie den Massagedruck erst, wenn die Muskeln spürbar weicher geworden sind. Sie könnten sonst schmerzhafte Muskelreizungen hervorrufen.

3a Es folgt eine weiche Fingerknetung des Trapeziusrandes. Greifen Sie mit den mittleren Fingern und dem Daumen der rechten Hand an der linken Nackenseite unterhalb vom Hinterhauptsrand den oberen Anteil des Trapez- oder Kapuzenmuskels. Die andere Hand setzt direkt unterhalb an.

3b Heben Sie den Muskel mit den Fingern etwas von seiner Unterlage ab, und massieren Sie dann im rhythmischen Wechsel der Finger und Daumen gegeneinander. Lassen Sie die Finger am Muskel in Richtung Schulterrand weiterwandern.

Erinnern Sie sich: Beim »Karnickelgriff« greifen Sie sich einen Muskel, heben ihn an und pressen ihn mit leichtem Druck aus. Dabei drücken die Finger den Muskel gegen den Handballen oder Daumen – je nach Menge der gegriffenen Muskulatur.

4a Mit dem so genannten »Karnickelgriff« drücken Sie auf die Anteile des Trapezmuskels, die parallel zur Schulter verlaufen. Dazu wird eine Hand gleichseitig auf die Schulter gelegt, und die Finger greifen über die Schulter in die fühlbare Schlüsselbeingrube.

4b Mit den Fingerspitzen und dem Handballen schieben Sie den Muskel zusammen und drücken ihn aus. Dabei rutscht der Handballen langsam zu den Fingern. Dieser Griff regt die Durchblutung an.

5a Fingerstreichungen mit Daumen und Mittelfinger am Hinterhauptsbeinrand, die auch in Zirkelungen übergehen können, sollen helfen, Verspannungen zu lösen. Legen Sie Daumen und Mittelfinger direkt hinter den Ohren in Ohrläppchenhöhe an den knöchernen Hinterhauptsrand.

5b Führen Sie beide Finger langsam und mit mäßigem Druck am Rand vom Hinterhauptsbein nach innen zur Halswirbelsäule. Sind die Finger in der Mitte angekommen, setzen Sie sie wieder neu an.

Sie können mit der freien Hand auch das Kinn Ihres Partners leicht anheben und stützen, um die hinteren Nackenmuskeln bei der Massage zu entlasten.

Wechseln Sie nach einigen Wiederholungen die Hand.

6 Streichen Sie abschließend mit der Hand, wie in 1a–b beschrieben, vom Hinterhaupt zu den Schulterrändern.

Gesichtsmassage

7 Die Hände liegen auf der Stirn auf, wobei die Finger zueinander zeigen. Fahren Sie mit beiden Händen unter leichtem Druck nach außen zu den Schläfen. Die Zeigefinger streichen am Haaransatz vorbei, die Kleinfingerseite folgt dabei den Augenbrauen.

8 Im Anschluss wird eine Fingerstreichung der Wangen empfohlen. Beginnen Sie direkt an der Nasenwurzel und ziehen mit den Zeige- und Mittelfingern nach außen über die Wangenknochen bis zum Unterkieferrand.
Arbeiten Sie sich Fingerstrich für Fingerstrich am Gesicht herunter bis zum Kinn.

Kopfschmerzen sind nicht gleich Kopfschmerzen. Verspüren Sie zusätzlich ein Kribbeln in den Armen, kann eine Reizung oder gar Entzündung der Spinalnerven vorliegen. Bei diesen Symptomen sollten Sie unbedingt einen Arzt konsultieren.

9 Vom Kinn aus setzen Sie die Massage über den Unterkiefer zum Ohr fort. Zeige- und Mittelfinger liegen oberhalb der Kinnspitze, Ring- und Kleinfinger darunter, die Daumen sind angelegt. Die Fingerspitzen beider Hände berühren sich an der Kinnmitte.
Nun werden die Finger in Richtung Ohr geführt. Bei den so genannten ableitenden Ausstreichungen der großen Halsvenen lassen Sie die Hände über die vorderen Halsmuskeln beidseitig des Kehlkopfes und die seitlichen Halsmuskeln weiterstreichen bis zum Dekolleteebereich oberhalb der Brust.

10 Fahren Sie jetzt etwa eine Minute mit den Fingern durch die Haare des Partners. Fassen Sie in Kopfhautnähe einen kleinen Haarbüschel, ziehen Sie daran, und halten Sie ihn einige Sekunden. Bearbeiten Sie so den gesamten Kopf. Das entspannt die Kopfhaut und regt die Durchblutung an.

Im Bereich des oberen Rückens und der Schulter kann durch Selbstmassage relativ wenig bewirkt werden. Doch mit einem Entspannungsbad können Sie die Muskulatur, die Haut und den gesamten Organismus optimal vorbereiten.

11 Legen Sie beide Hände mit gespreizten und leicht gebeugten Fingern auf den Kopf des Partners, und verabreichen Sie ihm eine »Kopfwäsche«. Beschreiben Sie dazu mit den Fingern kleine Kreise auf einem Fleck. Erst nach einigen Zirkelungen sollen die Finger eine neue Position einnehmen. Bearbeiten Sie so den gesamten Kopf.

Selbstmassage bei Kopfschmerzen

Die Anwendung der einzelnen Schritte des folgenden Massageprogramms ist beliebig. Erinnern Sie sich daran, dass Sie bei einer Selbstmassage immer zum Herzen hin massieren.

Massage von Gesicht und Kopf

Position: Setzen Sie sich am besten vor einen Spiegel.

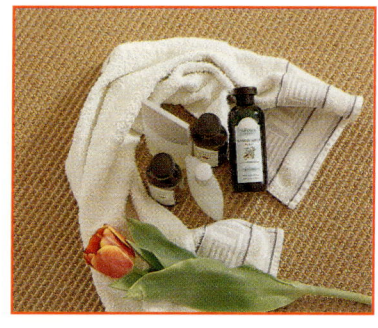

Für die Massage des Gesichtes verwenden Sie ein möglichst mildes Massageöl, das keine ätherischen Öle enthalten sollte.

1 Zeichnen Sie mit einem guten Gesichtsöl mit langsamen Strichen Ihre Gesichtskonturen nach.

2 Streichen Sie nun mit den Fingern die Stirn von der Mitte zu den Schläfen. Die Finger zeigen entweder nach oben zum Haaransatz oder zueinander, wobei die kleinen Finger auf den Augenbrauen aufliegen. Der Druck ist mäßig bis mittelstark.
Diese Streichung 6-mal wiederholen.

3 Legen Sie Zeige- und Mittelfinger beidseitig an der Nasenwurzel an. Streichen Sie an der Nase entlang zur Nasenspitze, wo der Ringfinger in die Fingerstreichung einbezogen wird. Von dort ziehen Sie seitlich weiter über das Jochbein (der meist hervorstehende Knochen unter der Augenhöhle) zu den Ohren. Heben Sie bei der Auswärtsstreichung die Ellbogen ein wenig an.
Diesen Strich führen Sie 4 – 6-mal durch.

104

4   Mit den Mittelfingern streichen Sie nun mit leichtem Druck die Augenhöhle von der Nasenwurzel zu den Schläfen hin aus. Der erste Strich verläuft unterhalb der Augenbrauen mit mittlerem Druck gegen den knöchernen Widerstand der Augenhöhle. Der zweite mit sanftem Druck über die geschlossenen Augenlider, und der dritte schließlich wiederum mit mittlerem Druck gegen den unteren Knochen der Augenhöhle über die Tränensäcke.
Wiederholen Sie jeden Strich mindestens 2-mal.

5   Mit den Fingerkuppen beider Hände machen Sie jetzt eine Kopfhautmassage. Setzen Sie die gespreizten und steil gestellten Finger an den Schläfen und dicht über den Ohren an.
Verschieben Sie die Kopfhaut mit den Fingerspitzen durch kleine Kreisbewegungen in Richtung Kopfmitte. Massieren Sie jeden Kopfabschnitt gut eine Minute und gehen dabei weiter bis zum Hinterkopf.
Wiederholen Sie diesen Vorgang 1-mal.

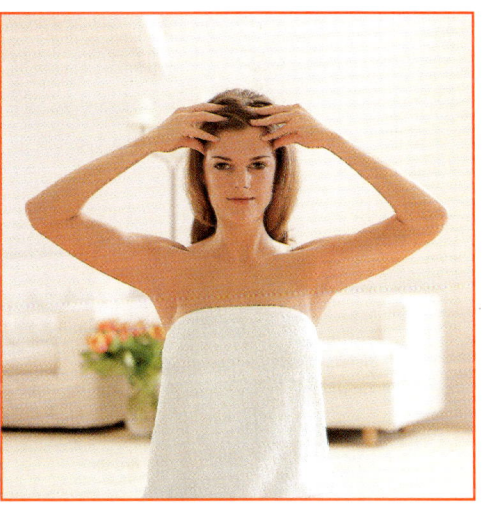

6   Streichen Sie nun mit den Fingern durch Ihre Haare. Fassen Sie in Kopfhautnähe einen kleinen Haarbüschel, ziehen Sie daran, und halten Sie ihn einige Sekunden. Bearbeiten Sie so den gesamten Kopf. Das entspannt die Kopfhaut und regt die Durchblutung an.

Mit gespreizten und steil gestellten Fingern wird die Kopfhaut massiert.

Massage von Nacken und Schultern

7   Streichen Sie den oberen Anteil des Kapuzenmuskels mit den Fingern aus. Legen Sie die Finger neben der Halswirbelsäule am Haaransatz (Hinterhauptsrand) auf, und führen Sie die Hände am Muskel entlang in Richtung Schulter. Sollten

Sie damit Probleme haben, gehen Sie dann jeweils mit einer Hand diagonal (rechte Hand zur linken Nacken- und Schulterseite) vor.

Diese Anwendung 6-mal je Seite wiederholen.

8 Die seitliche Halsmuskulatur können Sie gut beidhändig streichen. Setzen Sie die Finger beider Hände jeweils rechts und links direkt unterhalb der Ohren an, und streichen Sie nach unten aus bis zum Schlüsselbein.

Streichen Sie 4-mal.

9 Bilden Sie mit einer Hand ein offenes »U«; die Öffnung zeigt dabei zu Ihnen. Streichen Sie so die vordere und nochmals die seitliche Halsmuskulatur aus. Vorsicht am Kehlkopf – den Druck dort aufheben.

Wiederholen Sie das ebenfalls 4-mal.

Die Zirkelungen werden mit den Fingerkuppen ausgeführt. Die gewünschte Tiefenwirkung kann durch Steilstellen der Finger und durch zusätzlichen Druck mit der anderen Hand variiert werden.

10 Massieren Sie jetzt die seitliche Halsmuskulatur mit Fingerzirkelungen. Beginnen Sie beid- oder einhändig mit den mittleren Fingern am Hinterhauptsrand, und arbeiten Sie sich langsam so weit vor, wie Sie kommen.

11 Greifen Sie diagonal mit den Fingern der rechten Hand unterhalb vom Ohr der linken Halsseite an den Muskel und umgekehrt. Folgen Sie dem Kopfwendemuskel zum inneren Drittel des Schlüsselbeines. Streichen Sie die Muskeln schließlich mit leichtem Druck aus wie in 8–9.

Ebenfalls 4-mal wiederholen.

12 Greifen Sie mit einer Hand die gegenüberliegende Schultermuskulatur. Erleichtern Sie sich die jetzt folgende Knetung des oberen Trapeziusanteils, indem Sie den Ellbogen der massierenden Hand mit der freien Hand stützen.

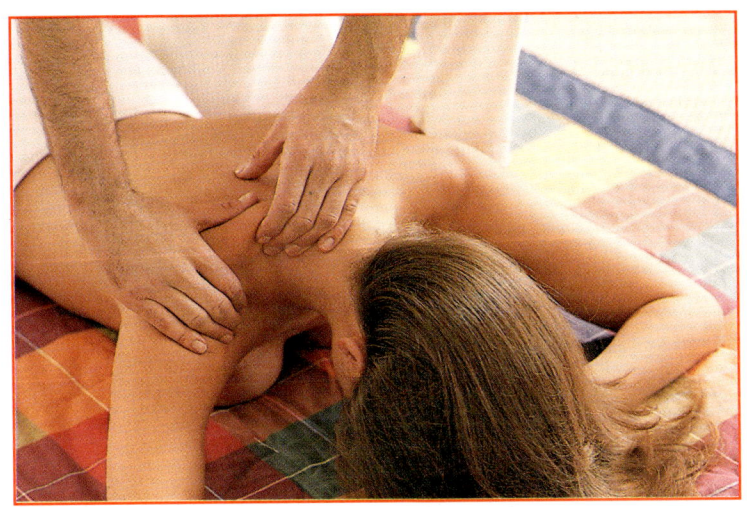

Bei der Einhandkne-
tung schieben und
drücken Finger und
Daumen der glei-
chen Hand den ge-
griffenen Muskel hin
und her. Dabei soll
der Handteller am
Muskel anliegen.

13 Kneten Sie nun den Muskel halsnah, indem Sie mit den Fingern einen Teil des Muskels zum Hand- oder Daumenbal- len heranziehen. Den leicht von seiner Unterlage abgehobenen Muskel bearbeiten Sie mit der Einhandknetung. Möglich ist auch eine Pressung, bei der Sie den Muskel einige Sekunden lang fest umfassen und auspressen.

Lösen Sie den Griff und setzen schulterwärts neu an, bis Sie das äußere Ende der Schulter erreicht haben.

Diese Technik 2-mal auf jeder Seite wiederholen.

14 Sie können auch eine Wringung anwenden, bei der Sie den Muskel einige Sekunden lang fest mit den Händen drehen. Lösen Sie den Griff, und setzen Sie neu an, bis Sie das äußere Ende der Schulter erreicht haben.

Das Ganze wiederholen Sie auf jeder Seite 2-mal.

Beenden Sie auch hier die Knetung mit einer kurzen Ausstrei- chung.

Damit ist das Massage-Aktivprogramm gegen Kopfschmerzen abgeschlossen.

Aktivprogramm 6:
Entspannung für die Muskeln

Massagen zur Muskelentspannung bieten sich u. a. hervorragend nach sportlichen Aktivitäten aller Art an.

Wenn die Muskulatur verspannt ist, bezeichnet man diesen Zustand als Hypertonus (Erhöhung eines Drucks oder einer Spannung über die Norm). Der Muskeltonus ist abhängig von der Entspannungsfähigkeit der Muskeln und den Dehnungswiderständen muskulärer Strukturen. Zusätzlich zu einer Muskelverspannung entwickeln sich häufig so genannte Muskelhärten, die sich als kleine längliche, sehr schmerzhafte Knötchen ertasten lassen.

Wie Muskelverspannungen entstehen

Hartnäckige Muskelverspannungen können verschiedene Ursachen haben. Das sind unter anderem:

* Bewegungsmangel
* Falsches Heben von Lasten
* Muskuläre Ermüdung nach längerer körperlicher Belastung, oft mit Muskelkater verbunden
* Unterkühlung, Zugluft, plötzlicher Temperaturwechsel
* Zu geringe Erholungsphasen nach körperlicher und psychischer Belastung

Solche Verspannungen treten hauptsächlich am Rücken, im Nackenbereich, an den Beinen und an den Armen auf.
Mit entsprechenden Massagegriffen können Sie eine Verminderung des Muskeltonus (Detonisierung) und eine verbesserte Durchblutung der betroffenen Muskeln erreichen.

Partnermassage zur Muskelentspannung

Dabei liegt der Schwerpunkt auf der Lockerung von Muskulatur und Unterhautgewebe.

Lagerung: Der Partner nimmt zuerst die Bauchlage ein. Eine Rolle o. ä. wird unter den Fußrücken gelegt, um die hintere Beinmuskulatur zu entspannen.

Ihre Position: Begeben Sie sich zunächst neben die Unterschenkel des Partners.

Massage der Beine (Rückseite)

1 Wir beginnen mit einer beidhändigen Streichung, die der Anregung des Lymphflusses in den Beinen dient. Setzen Sie den Griff rechts und links neben der Achillessehne oberhalb des Fersenbeins an. Legen Sie die leicht eingeölten Hände flächig auf, und streichen Sie als Einleitungsgriff ohne Unterbrechung von den Knöcheln über die Wade und den Oberschenkel bis zur Gesäßfalte. Am Gesäß angelangt, führen Sie eine Hand zur Innenseite und die andere zur Außenseite des Oberschenkels und streichen mit beiden Händen ohne Druckausübung zurück in die Ausgangsposition.

Bei den einleitenden Streichungen der Beine empfiehlt es sich, an den Kniekehlen den Druck etwas zu verringern.

2 Für die nun folgenden kräftigen Handstreichungen der Wade umfassen Sie den Unterschenkel oberhalb des Knöchels, die Daumen liegen quer oben an. Streichen Sie nun mit beiden Händen gleichzeitig die Wade bis zur Kniekehle. Verringern Sie dort den Druck ein wenig.
Die Streichung 4-mal wiederholen.

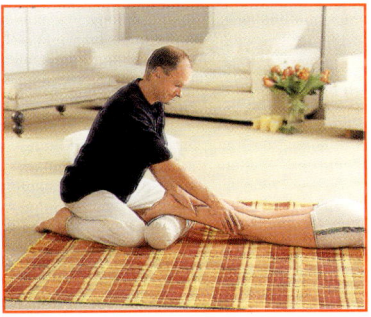

3 Legen Sie beim nächsten Griff beide Hände seitlich an die Unterschenkel an. Die Daumen liegen auf der Achillessehne und zeigen mit der Spitze zur Kniekehle. Die Finger heben den Wadenmuskel ab und die Daumen drücken ihn wieder kräftig gegen die Unterlage. Mit dieser Längsknetung wandern wir den Muskel entlang nach oben bis zur Kniekehle.
Diese Anwendung wiederholen Sie 2-mal.

So wird die Handstreichung der Wade ausgeführt.

109

4 Wir gehen über zur Querknetung der Wadenmuskulatur. Wir beginnen mit Fingerknetungen an der Achillessehne, wobei die Daumen gegen die Finger schieben, und gehen zur Handknetung über.

5 Um eine optimale Tiefenwirkung zu erzielen, setzen Sie die Technik der Fingerzirkelung ein. Mit Daumen oder Zeige- und Mittelfinger beginnen Sie am Übergang der Achillessehne zu den Wadenmuskeln. Mit unterschiedlich steil gestellten Fingern variieren Sie den Druck der Massage, den der Partner nach wie vor gut aushalten sollte. Massieren Sie entlang der gut spürbaren Spaltlinie vom Zwillingswadenmuskel.

Bei den Rollungen umfassen die Hände eine Muskelgruppe, wobei die eine Hand mit den Fingern und die andere mit den Handballen angelegt wird. Dann werden die Hände möglichst weit hin- und her bewegt, damit die erfasste Muskulatur locker um den Knochen rollen kann.

6 Winkeln Sie den Unterschenkel des Partners um etwa 90 Grad ab, und lockern Sie den Muskel mit Rollungen (siehe »Massagetechniken« Seite 27). Der Wadenmuskel wird umfasst, wobei auf der Innenseite die Finger seitlich unten ansetzen und der Ballen der Gegenhand seitlich oben anliegt. Wir bewegen die Hände möglichst weit hin und her, so als würden wir einen dickeren Stab in der Hand hin- und herrollen.

Positionswechsel: Hocken Sie sich seitlich neben die Unterschenkel des Partners oder knien Sie sich mit leicht geöffneten Beinen über den Unterschenkel des Beines, das Sie massieren wollen.

7 Es folgen kräftige Streichungen des Oberschenkels mit beiden Händen, wobei der Schenkel oberhalb der Kniekehle möglichst weit umfasst wird. Die Daumen liegen dabei oben. Mit starkem Druck schieben Sie die Hände kopfwärts. In Höhe der Gesäßfalte wandern die Daumen zum Zeigefinger; die Hände gleiten an den Seiten des Oberschenkels zurück. Wiederholen Sie das Ganze 2 – 4-mal.

8 Es folgen beidhändige Querknetungen des Oberschen- kels, bei denen im Wechsel die Beugemuskulatur und die Ad- duktoren bearbeitet werden. Massieren Sie über die ganze Muskellänge von unten nach oben und wieder zurück (siehe »Massagetechniken« Seite 20ff.).

9 Bei den anschließenden Reibungen der Schenkelbinde streichen Sie von der Außenseite des Knies mit Finger-, Hand- oder Handballenstreichung die gesamte Breite der Schenkel- binde = Sehnenplatte mit rhythmisch wechselndem Druck in Richtung Hüfte.

10 Nun massieren Sie die äußere Gruppe des rechten Ober- schenkels mit der Technik der Längsknetung. Der rechte Dau- men setzt zunächst in der Kniekehle an. Dann wandert die Hand mit knetenden Fingerbewegungen gegen den Daumen in Richtung Gesäß. Der Daumen bleibt in der Muskelfurche der Oberschenkelmitte. Am Oberschenkelende schließt sich der Daumen den anderen Fingern an, die an der Außenseite vom Wadenbeinkopf zum großen Rollhügel mitgewandert sind. An der Schenkelbinde streicht die Hand dann zurück in die Aus- gangsposition.
Wir führen diese Knetung 2-mal durch.

Sie erinnern sich: Bei den Längskne- tungen drücken die Daumen den Muskel von seiner Unterlage weg, während ihn die Finger mit einer leicht kreisenden Bewegung gegen den Kochen durch- kneten.

11 Zur Knetung der inneren Muskelgruppe wechseln wir die Hand. Wieder fährt der Daumen von der Kniekehle aus in der Mittelfurche des Oberschenkels kopfwärts bis zur Gesäßfalte. Die Finger gleiten vom inneren Schienbeinkopf an der Ober- schenkelinnenseite entlang bis zur Gesäßfalte und treffen sich dort mit dem Daumen. Die inneren Muskeln am Oberschenkel sind schwerer zu fassen als die äußeren. Greifen Sie also für die Knetungen immer nur so viel, wie Sie ertasten können.
Diese Muskeln sollten Sie auch 2-mal massieren.

Walkungen wirken bei großen Muskelgruppen vor allem in die Tiefe. Die betreffende Muskelgruppe wird mit dem Handballen gegen den harten Widerstand eines Knochens ausgedrückt. Die Finger erleichtern diesen Griff, indem sie den Muskel an den Ballen heran drücken.

Positionswechsel: Drehen Sie sich so, dass Ihre Frontalseite parallel zur Längsseite des Oberschenkels des Partners zeigt.

12a Da wir es mit einer relativ großen Muskelgruppe zu tun haben, setzen wir die Walkung ergänzend zur Knetung ein. Wir beginnen oberhalb des Knies, setzen beide Hände nebeneinander und greifen tief über die Innenseite die Adduktorengruppe. Nun ziehen wir beidhändig mit den Fingern den greifbaren Muskelbereich zu uns heran und drücken mit den Handballen die Muskelmasse kräftig gegen den Oberschenkelknochen. Die Hände wandern nach der Walkbewegung ein Stück weiter am Muskel entlang.
1 – 2-mal wiederholen.

12b Um eine weitere Lockerung der Muskeln zu erreichen, wenden wir nun eine Schüttelung an. Dazu greifen wir mit leicht gespreizten Fingern einen Muskelbereich. Dann schütteln wir den Muskel zwischen Fingern und Daumen durch lockere Seitwärtsbewegungen der Hand, wobei das Handgelenk leicht mitschwingt.
Schütteln Sie mindestens zehn Sekunden an einer Stelle, und wandern Sie dann am Muskel weiter.

13 Eine abschließende Ausstreichung über das Gesäß hinaus rundet die Beinmassage ab. Wechseln Sie dann die die Seite, und massieren Sie das andere Bein auf die gleiche Weise.

Massage des unteren Rückens

1 Die einleitenden Streichungen beginnen im unteren Lendenwirbelsäulenbereich mit beiden Händen und abgespreizten Daumen und enden an der Nackenmuskulatur. Die Daumen streichen neben der Wirbelsäule in Richtung Kopf und schließen

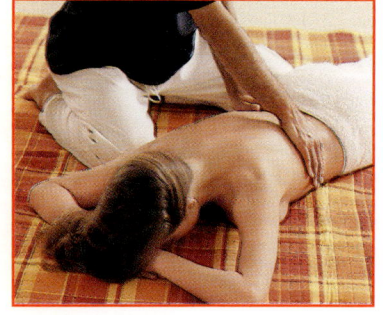

am Ende der Schulterblätter zu den Händen. Beim Überstreichen der Schultern die Hände leicht hohl stellen, um den Hautkontakt gut halten zu können.

2   Wir gehen nun zu kräftigen Einhandstreichungen (Reibungen) rechts und links neben der Wirbelsäule über. Die Fingerspitzen zeigen nach oben zum Kopf. Wir beginnen im LWS-Bereich und führen die arbeitende Hand über die BWS bis zum Beginn der HWS und üben dabei mit den Fingern einen mittleren Druck aus. Oberhalb des Schulterblattes gleitet die Hand in einem leichten Bogen nach außen und läuft an der Flanke zurück in die Ausgangsstellung.
Wiederholen Sie das je 4-mal auf beiden Seiten.

3   Mit der Faust und mit deutlich stärkerem Druck bearbeiten Sie nun den LWS-Bereich. Setzen Sie Ihre Fäuste vor der Gesäßfalte neben die Wirbelsäule auf, wobei die Fingerrücken flach aufliegen. Streichen Sie nun in Richtung Kopf des Partners bis zum unteren Rippenansatz, wo die BWS beginnt. Auf gleichem Weg ziehen Sie die Fäuste in die Anfangsposition zurück, wobei noch leichter Druck ausgeübt werden soll. Erhöhen Sie den Druck mit jeder Streichung.
Wegen der meist stark verspannten und verkürzten Muskulatur sind mindestens 8 Wiederholungen angebracht.

Wenn Sie Ihre Faust ballen und mit den Grundgliedern der Finger einen Muskel bearbeiten, handelt es sich um eine Knöchelstreichung. Diese Technik wird immer dort angewendet, wo größere Muskelgruppen besonders verspannt sind.

4   Die Handhaltung ist wie bei 1. In diesem Fall obliegt die Arbeit jedoch fast ausschließlich den Daumen. Führen Sie mit jeweils einem Daumen eine kurze und kräftige gerade Fingerstreichung in Nähe der Wirbelsäule aus. Dabei sind die Daumen versetzt hintereinander gestellt. Von jedem Daumen wird lediglich ein kleiner Bereich der Rückenmuskulatur bearbeitet. Wiederholen Sie diese Streichung so lange, bis Sie spüren, dass der Muskel weicher wird.

5 Schließen Sie eine Flachhandstreichung über den gesamten Rücken an.

Denken Sie daran:
Nie direkt auf den
Wirbelkörpern oder
unmittelbar in der
Nähe von anderen
Gelenken massie-
ren!

6 Dicht neben der Wirbelsäule oberhalb der Gesäßfalte setzen wir jetzt beide Hände auf. Diesmal zeigen die Hände diagonal nach oben außen. Aus dieser Position heraus streichen die Hände nach außen. Die Handballen üben dabei einen mittelstarken Druck aus. Das Muskelgewebe wird dadurch gut gedehnt und kann sich entspannen. Wenn die Finger die Unterlage berühren, kehren Sie in die Anfangsposition zurück. Versetzen Sie dann die Hände nach oben, damit der ganze untere Rücken ausgestrichen werden kann.
Dehnen Sie den beschriebenen Bereich 2-mal.

7a Knetungen der Rückenstrecker im Lendenbereich werden als Fingerknetung verabreicht, da die Muskeln nicht so gut fassbar sind. Die Finger sind geschlossen, die Daumen stehen in Opposition. Greifen Sie zuerst die wirbelsäulennahe Muskulatur, und heben Sie sie etwas von ihrer Unterlage ab. Dann wird der Muskel mit den Daumen gegen die Finger und umgekehrt verschoben. Massieren Sie den gesamten Bereich auf beiden Seiten durch!

7b Es folgt ein fließender Übergang zur flächigen Knetung des breiten Rückenmuskels, der den unteren Rücken fast ganz bedeckt. Mit abgespreizten Daumen werden beide Hände auf den Muskel aufgelegt. Sie arbeiten im Wechsel und rhythmisch gegeneinander. Eine Hand zieht den Muskel mit den Fingern heran, der Daumen bzw. der Daumenballen schiebt dagegen. Durch die wechselseitige Knetbewegung wandern die Hände am Muskel entlang und schieben einen Muskelwulst in Schlangenlinien mit.

7c Der nächste Bereich, der massiert werden soll, sind die Flanken des Oberkörpers, die meist gut greifbar sind. Zugleich

erreichen wir damit einen Teil der inneren schrägen Bauchmuskulatur. Die Knetbewegungen sind unter 7a schon beschrieben.

Massage des oberen Rückens und der Schultern

Ihre Position: Begeben Sie sich seitlich neben den Partner in
Höhe des Gesäßes, so dass Sie den gesamten Rücken erreichen
können. Oder setzen Sie sich im leichten Reitsitz auf die Oberschenkel.

8   Am Übergang der LWS zur BWS, etwa in der Mitte des
Rückens, beginnen wir die Massage mit einer beidhändigen
Streichung. Legen Sie beide Hände flach unterhalb der Schulterblätter rechts und links neben die Wirbelsäule, die Finger
zeigen in Richtung Kopf. Nun beginnen Sie, mit kräftigem
Druck kopfwärts zu streichen. Am Ende der Schulterblätter
gleiten beide Hände auswärts zu den Schultern, über die hinweggestrichen wird. Streichen Sie mit verringertem Druck,
aber vollständigem Hautkontakt an den Oberarmen und dann
übergehend zu den Flanken seitlich außen nach unten. Die
Handballen werden zur Wirbelsäule gedreht und die Hände
wieder in der Rückenmitte zusammengeführt.
Wiederholen Sie die Massage des oberen Rückens 2 – 4-mal.

9   Fingerzirkelungen des Kapuzenmuskels helfen, Verspannungen zu lösen. Die Finger der massierenden Hand werden mit den mittleren Fingerkuppen seitlich neben der Wirbelsäule etwa in der Rumpfmitte aufgesetzt. Die zweite Hand liegt
quer auf der massierenden Hand auf. Die Finger vollführen
kleine kreisförmige Bewegungen, die in die Tiefe wirken. Massieren Sie kopfwärts, und lösen Sie nach jeder Zirkelung den
kräftigen Druck und setzen die Hand in die neue Position. Am
oberen Rand des Schulterblattes beenden Sie die Zirkelung.

*Bei den Fingerzirke-
lungen des Kapu-
zenmuskels kommt
es darauf an, die
Vorwärtsbewegung
ganz langsam vor-
zunehmen, um eine
optimale Tiefenwir-
kung zu erreichen.*

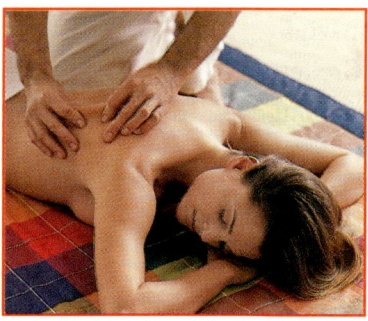 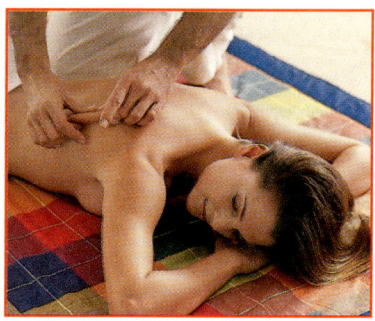

10 Anschließend bieten sich zwei Varianten der Hautverschiebung an. Im ersten Fall schieben Sie große Hautflächen mit beiden Händen zu-

Mit Hilfe der Hautverschiebung wird versucht, Verklebungen des Gewebes zu lösen. Sie werden langsam ausgeführt, wobei die Haut gegen die Unterhaut verschoben wird.

sammen und bilden so immer wieder neue Hautfalten. Bei der zweiten Variante zupfen Sie die Haut mit den Fingern und den Daumen, so dass sich schmale Hautfalten bilden.

11 Nun beginnen Sie mit halbkreisförmigen Fingerstreichungen ausgehend vom Hinterhaupt über die Nackenmuskeln, den Rand des Trapezius, den Deltamuskel und wieder zurück über das Schulterblatt. Halten Sie den Kopf gerade und legen ihn mit der Stirn auf die Unterlage. Sie können beidhändig oder im Wechsel streichen.
Wenden Sie das Ganze 4-mal an, und verstärken Sie mit jeder Wiederholung den Druck.

12 Dieselbe Technik wenden Sie nun nochmals an, wobei Sie am Hinterhauptsrand hinter den Ohren beginnen.

13 Es folgen kräftige beidhändige Knetungen der Nackenmuskeln und des Deltamuskels. Greifen Sie mit beiden Händen eine Seite der Nackenmuskeln, heben Sie sie leicht an, und arbeiten Sie dann im Wechsel und rhythmisch gegeneinander. Eine Hand zieht den Muskel mit den Fingern heran, während der Daumen der anderen Hand dagegen schiebt. Lassen Sie die Hände am Muskel entlangwandern – vom Nacken bis zum Deltamuskel und zurück. Wenden Sie den Griff 4-mal an.

14 Drückungen (Karnickelgriff) an den oberen Trapezius-rändern und im Nacken runden diesen Abschnitt ab. Greifen Sie sich einen Muskel, heben Sie ihn an, und pressen Sie ihn mit leichtem Druck aus. Dabei drücken die Finger den Muskel gegen den Handballen oder den Daumen, was von der Menge der gegriffenen Muskulatur abhängt.
2-malige Wiederholung genügt.

15 Streichen Sie nun vom Kopf her den gesamten Rücken nochmals großflächig mindestens 2-mal aus.

Massage der Beine (Vorderseite)
Lagerung/Position: Ihr Partner wechselt in die Rückenlage. Legen Sie wieder eine Rolle unter die Kniekehle, und platzieren Sie sich mit Blick zum Partner vor dessen Füße.

1 Beginnen Sie mit einer einleitenden Streichung am Fußknöchel und streichen beidhändig hoch bis zum Beinende. 2 – 4-mal wiederholen.

2 Vom Außenknöchel ausgehend streichen Sie die Muskeln an der Außenseite des Schienbeines kräftig in Richtung Knie. Die streichenden Finger zeigen dabei zum Knie, der Daumen ist angelegt. Am Wadenbeinköpfchen wird die Hand geöffnet, der Daumen streicht auf der Innen- und die restlichen Finger auf der Außenseite zurück.
Wiederholen Sie auch diese Anwendungen 2 – 4-mal.

3 Als nächstes lockern Sie die in 2 ausgestrichenen Muskeln durch Fingerzirkelungen. Zirkeln Sie mit Zeige- und Mittelfinger sowie steil gestellter Hand in kleinen Kreisbewegungen im Uhrzeigersinn. Beginnen Sie oberhalb des Außenknöchels an der Schienbeinaußenseite, und gehen Sie nach

Die Fingerstreichungen werden mit einem oder mehreren Fingern ausgeführt. In den Bereich der Reibung kommen Sie, wenn Sie die Finger beim Streichen etwas steiler anstellen.

117

oben bis zum Knie. Die andere Hand umfasst das Bein von unten an der Achillessehne. Bearbeiten Sie mit diesem Griff die gesamte Muskulatur. Alternativ können Sie auch mit dem Daumen massieren.

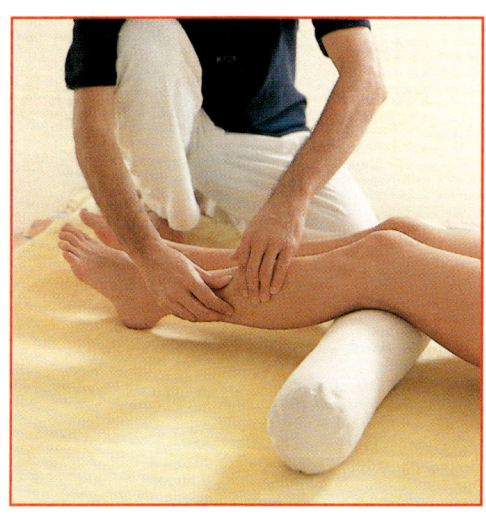

4 Derselbe Muskelbereich wird nun geknetet. Diese Muskeln sind ziemlich schlank, deshalb müssen wir die Fingerknetung anwenden. Die Daumen sind schienbeinnah, die Finger geschlossen nach außen angelegt. Mit den Fingern heben Sie den Muskel ein Stück ab und schieben mit dem Daumen dagegen. Die Finger der zweiten Hand ziehen den Muskel gegen den Daumenwiderstand. Die so entstandene Schlangenlinie führen Sie bis fast zum Knie fort. Wiederholen Sie diesen Griff mindestens 2-mal.

Bei der beidhändigen Streichung liegen die Hände mit angelegten Daumen ganz auf der Körperfläche auf. Die Streichungen sollen sehr flüssig, mit gleichbleibender Stärke und ohne ruckartige Bewegungen ausgeführt werden.

5 Streichen Sie den Unterschenkel leicht aus, und lassen Sie die Bewegung über das Knie und den Oberschenkel bis zur Leistenbeuge innen sowie zur Hüfte außen laufen. Mit dieser Überleitungsstreichung, die Sie 2 – 4-mal anwenden können, ist der Wechsel zum Knie und zum Oberschenkel vollzogen.

6 Beidhändig wird jetzt die Oberschenkelmuskulatur kräftig ausgestrichen. Die Hände sind innen und außen oberhalb des Knies angelegt, die Fingerspitzen zeigen kopfwärts, die Daumen liegen geschlossen oben. Gleiten Sie langsam und mit kräftigem Druck über die gesamte Länge des Oberschenkels. Achten Sie darauf, dass Sie mit den Wiederholungen die Vorderseite vollständig erfassen. Die beschriebene Anwendung 2 – 4-mal wiederholen.

7 Bearbeiten Sie ergänzend die einzelnen Muskelpartien wie den vierköpfigen Muskel auf der Vorderseite, die Beinschließer auf der Innenseite und den Spanner der Oberschenkelbinde an der Außenseite nochmals gezielt mit einer Reihe von kräftigen Streichungen.

Positionswechsel: Platzieren Sie sich jetzt an der Außenseite des Oberschenkels, den Sie bearbeiten wollen. Die Schultern sind parallel zum Bein gerichtet.

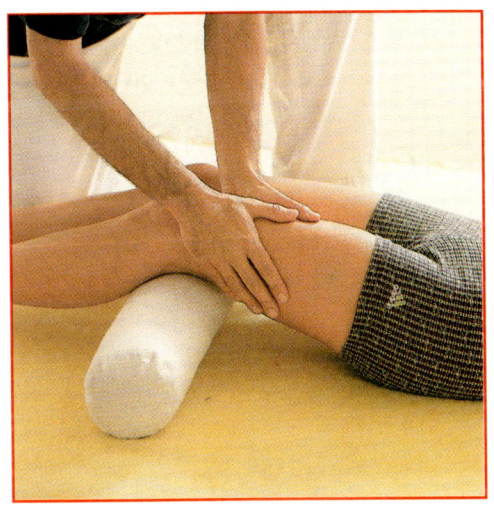

8 Mit Längsknetungen am vierköpfigen Muskel fahren wir fort. Die geschlossenen Finger liegen rechts und links neben dem geraden Schenkelmuskel, die Daumen nebeneinander oder aufeinander in der Mitte. Die Finger heben den Muskel etwas ab; gleichzeitig drücken die Daumen darauf. Arbeiten Sie sich langsam über die Länge des Muskels vorwärts, streichen Sie nach, und wiederholen Sie den Vorgang 2-mal.

Beidhändig werden die Oberschenkel zum Abschluss der Massage ausgestrichen

9 Vom Knie beginnend massieren Sie den Quadrizeps im Wechsel mit den Adduktoren durch kräftige Querknetungen. Greifen Sie einen Teil der Oberschenkelmuskeln und heben Sie ihn leicht an. Arbeiten Sie nun im Wechsel und rhythmisch gegeneinander. Eine Hand zieht den Muskel mit den Fingern heran, während der Daumen der anderen Hand dagegen schiebt. Lassen Sie die Hände am Muskel entlangwandern und wieder zurück.
Wenden Sie den Griff 2 – 4-mal an.

Bei diesen Knetungen werden die Muskeln quer zu ihrer Faserrichtung erfasst, etwas von ihrer Unterlage abgehoben und dann leicht geknetet. Achten Sie darauf, dass Sie dabei nicht die Haut kneifen.

10 Stellen Sie den Fuß des massierten Beines auf, so dass der Oberschenkel gut zugänglich ist (Kniewinkel etwa

110 Grad), und lockern Sie den Muskel mit Rollungen. Der Oberschenkelmuskel wird umfasst. Die Daumen liegen oben und die leicht gespreizten Finger weisen nach unten. Man bewegt die Hände möglichst weit hin und her, als würde man einen Ball in der Hand hin- und herrollen. So können Sie den Muskel um den Oberschenkelknochen rollen.

11 Streichen Sie zum Schluss das Bein aus, und massieren Sie dann die zweite Seite.

Massage der Arme

1 Beginnen Sie mit einer einleitenden Ausstreichung des gesamten Arms. Heben Sie dazu den Arm des Partners an. Umfassen Sie mit der massierenden Hand das Handgelenk, und streichen Sie mit leichtem Druck den Arm über die gesamte Länge aus.
Den Arm 6-mal ausstreichen.

Setzen Sie sich immer auf die Seite, die dem Arm gegenüberliegt, den Sie gerade massieren wollen. So können Sie die Massagegriffe richtig positionieren, ohne sich übermäßig anzustrengen.

Unterarmmassage

2 Die in 1 beschriebenen Streichungen werden nun intensiver. Fassen Sie mit Ihrer freien Hand um das Handgelenk der gegenüberliegenden Hand des Partners. Der Daumen ist oben und die Kleinfingerseite zeigt zum Handgelenk. Streichen Sie mit zunehmendem Druck den Unterarm bis zum Ellbogen hin aus. Auf dem Rückweg halten Sie lediglich Hautkontakt.
Diese Einhandstreichung wiederholen Sie 6 – 8-mal.

3 Nun kneten Sie mit allen Fingern die gesamte Unterarmmuskulatur, besonders den Bereich ab Mitte Unterarm in Richtung Ellbogen. Schieben Sie den Muskel mit dem Daumen vom Knochen weg, und arbeiten Sie mit den Fingern dagegen. Setzen Sie die Knetung der gesamten Muskulatur mindestens 2-mal hintereinander ein.

4 Noch intensiver in die Tiefe wirken die folgenden Fingerzirkelungen, die Sie mit dem Daumen bzw. Zeige- und Mittelfinger über die gesamte Länge der Beuge- und Streckmuskulatur des Armes ausführen.

5 Die so bearbeitete Unterarmmuskulatur streichen Sie 2 – 4-mal leicht aus.

6 Widmen Sie Ihre Aufmerksamkeit nun dem Ellbogengelenk. Mit einer Hand stützen Sie die Innen- oder Außenseite des Gelenks, das ein wenig gebeugt wird. Massieren Sie das Gelenk mit leichten Fingerstreichungen und -zirkelungen.

Oberarmmassage

7a Der Arm wird so gedreht, dass Sie die Innenseite gut massieren können. Vor allem der Armbeuger ist für die Beugung des Unterarms im Ellbogengelenk verantwortlich; dieser wird mit kräftigen Streichungen bedacht.

7b Eine Hand hält den Arm am Ellbogen, die andere massiert mit Daumenstreichungen die Muskeln. Der Daumen gleitet mit entsprechendem Druck über die gesamte Länge der Muskeln. Der Rückweg erfolgt mit flüchtigem Hautkontakt. Wiederholt wird dieser Griff 4 – 6-mal, wobei der Daumen bei jeder nachfolgenden Streichung über einen neuen Muskelabschnitt streicht.

Bei den so genannten Daumenstreichungen werden die Hände mit abgespreizten Daumen aufgesetzt. Der Druck ist deutlich stärker als bei den ein- und ausleitenden Handstreichungen.

8 An der hinteren Seite des Oberarms ist der dreiköpfige Unterarmstrecker lokalisiert, der für die Streckung des Unterarms verantwortlich ist. Dieser Muskel wird mit Daumen- oder Fingerstreichungen massiert, wie in 7a–b beschrieben. Die Armposition ist ebenfalls dieselbe; Sie können den Arm allerdings auch in die Vorhalte nehmen.
Wiederholen Sie diesen Schritt mindestens 4-mal.

Die Schüttelungen gehören in die Gruppe der Lockerungsgriffe, die eine Herabsetzung der Grundspannung des Muskels (Muskeltonus) zum Ziel haben. Sie stehen häufig am Beginn oder am Ende einer Massage.

9 Die gleiche Massagetechnik wird am Deltamuskel eingesetzt; er ist an allen Armbewegungen beteiligt und somit stark beansprucht. Mit den Daumen lassen sich die Streichungen, die 6 – 8-mal wiederholt werden, gut verabreichen.

10a Mit beidhändigen Fingerknetungen massieren Sie nun Bizeps, Trizeps und den Deltamuskel. Die Armmuskeln sollten entspannt und gut zu fassen sein.

10b Ziehen Sie dann mit den Fingern einen Muskelabschnitt zu sich heran und drücken Sie mit dem Daumen der anderen Hand dagegen. In rhythmischem Wechsel wandern die Hände am Muskel entlang.
Wenden Sie diesen Griff 4-mal an.

11 Streichen Sie nun den Oberarm mit leichtem Druck 4 – 6-mal gut aus.

Nehmen Sie eine Sitzposition ein, in der Sie auch die Füße mit den Händen erreichen können.

12 Für abschließende Schüttelungen nehmen Sie den massierten Arm des Partners wie bei einer Begrüßung und schütteln ihn leicht und rhythmisch durch. Nehmen Sie sich dann den anderen Arm vor.

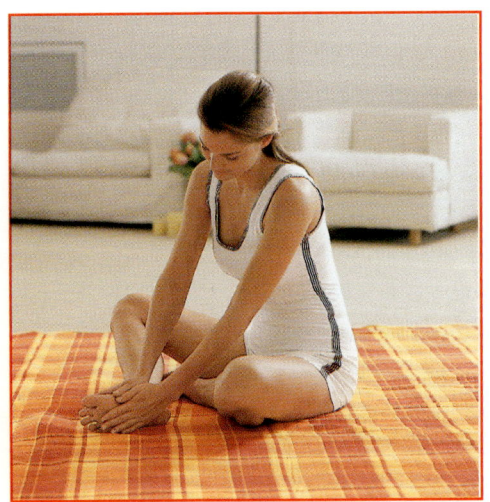

Selbstmassage zur Muskelentspannung

Ihre Position: Beim einleitenden Ausstreichen sollte das Bein mindestens auf Sitzhöhe sein. Noch günstiger ist es, die Rückenlage einzunehmen und die Ferse auf einen Stuhl zu legen. Zur weiteren Massage setzen Sie sich auf den Boden oder auf einen Stuhl. Beugen Sie ein Bein so weit, dass Sie mit den Händen auch die Füße erreichen können.

1   Die Massage beginnt mit Ausstreichungen, die schließlich in Reibungen übergehen.

2   Bei der folgenden Fingerstreichung der Achillessehne beginnen wir am Fersenbein und streichen mit mittlerem bis starkem Druck beid- oder einseitig an der Achillessehne entlang bis zum Beginn der Wadenmuskulatur.
Diesen Griff wenden wir 2 – 4-mal an.

3   Es folgt eine Beidhand- sowie Fingerstreichung der Beinrückseite. Legen Sie die Fingerkuppen beider Hände links und rechts an die Achillessehne und streichen Sie daran hoch bis zum Beginn der Wadenmuskulatur, wo sich die Hände treffen. Nach diesem Fingerschluss liegt der Wadenmuskel in den Händen, die ihn umschließen und bis zur Kniekehle gleiten. An der Wade dürfen Sie den Druck verstärken, weil in der gut fühlbaren Spaltlinie des zweiköpfigen Wadenmuskels die Beinvenen und Lymphgefäße verlaufen.
Dieser Griff wird 4 – 6-mal wiederholt.

Während der Druck im Bereich der Kniekehle eher gering gehalten werden sollte, kann er bei den Wadenmuskeln kräftig verstärkt werden, weil dadurch Venen und Lymphgefäße angeregt werden.

4   Mit einer Beidhandstreichung, bei der eine Hand nach der anderen eine Streichbewegung durchführt, wird die Vorderseite des Unterschenkels ausgestrichen. Die Fingerspitzen der äußeren Hand zeigen nach innen, die der anderen Hand nach außen. Hauptsächlich werden der vordere Schienbeinmuskel und der lange Zehenstrecker bedacht. Bei der Streichung mit mäßigem Druck werden die Muskeln gegen das Schienbein ausgedrückt und in Richtung Knie ausgestrichen. Legen Sie die innere Hand an das untere Schienbeinende, der Handballen liegt dem Schienbein auf, die Finger fassen die Muskeln. Die zweite Hand folgt der ersten.
Wiederholen Sie diese Wechselstreichung bei mäßigem Druck mit jeder Hand 4-mal (8 Streichungen).

Rückenmassage

Position: Setzen Sie sich am besten auf einen Stuhl, Hocker oder auf den Boden.

1a Legen Sie Ihre Hände auf den unteren Rücken, wobei die Kleinfingerseite nach oben zeigt, die Zeigefinger Kontakt zum Beckenkamm haben und die Daumen dem Darmbein aufliegen. Streichen sie nun mit den Fingern geradlinig mit kräftigem Druck nach außen. Wiederholen Sie jede gerade Strichführung mindestens 6-mal.
Setzen Sie Ihre Hände dann eine halbe Handbreite höher an, und führen Sie wieder eine Fingerstreichung durch.
1b Um die Tiefenwirkung zu erhöhen, machen Sie eine Faust und streichen mit den Fingerknöcheln den in 1a angegebenen Bereich.

2 Sie platzieren Ihre Fäuste neben der LWS in Höhe des Beckenkamms, die Daumen zeigen nach oben. Streichen Sie nun kräftig mit den Fingerknöcheln entlang der Wirbelsäule kopfwärts.
Wiederholen Sie diesen Griff mindestens 6-mal.

Wenn bei den Zirkelungen die beidhändige Massage zu anstrengend wird, setzen Sie die Hände nacheinander und wechselweise ein.

3a Wandern Sie anschließend mit Fingerzirkelungen von der Wirbelsäule am Beckenkamm entlang nach außen. Die Kleinfingerseite weist zum Kopf, die Daumen sind abgespreizt. Führen Sie die Zirkelungen zur Kleinfingerseite hin aus, und wiederholen Sie sie so lange, bis der Muskelabschnitt fühlbar weicher wird.
3b Zirkeln Sie jetzt an der LWS entlang nach oben, so weit Sie kommen. Versuchen Sie, so locker wie möglich zu bleiben. Wenn Sie spüren, dass die Muskeln, die Sie massieren, durch die erforderliche Armposition verkrampfen, unterbrechen Sie die Massage einfach.

4 Stützen Sie Ihre Hände in die Taille, die Daumen zeigen kopfwärts und liegen am hinteren Rippenbogen in Wirbelsäulennähe an. Bewegen Sie die Hände langsam schräg nach hinten am Rippenbogen entlang, und führen Sie mit den Daumen kräftige Zirkelungen durch.

Massage von Nacken und Schultern

5a Streichen Sie den oberen Anteil des Kapuzenmuskels mit den Fingern aus. Legen Sie die Finger neben der HWS ungefähr am Haaransatz auf, und führen Sie die Hände am Muskel entlang in Richtung Schulter. Sollten Sie Probleme damit haben, gehen Sie jeweils mit einer Hand diagonal (rechte Hand zur linken Nacken- und Schulterseite) vor.

5b Die seitliche Halsmuskulatur können wir gut beidhändig streichen. Setzen Sie die Finger beider Hände jeweils rechts und links direkt unterhalb der Ohren an, und streichen Sie nach unten aus bis zum Schlüsselbein.
Wir streichen 4-mal.

6 Greifen Sie mit einer Hand die gegenüberliegende Schultermuskulatur. Erleichtern Sie sich die jetzt folgende Knetung des oberen Trapeziusanteils, indem Sie den Ellbogen der massierenden Hand mit der freien Hand stützen.

Beenden Sie auch diesen Teil der Selbstmassage, indem Sie die behandelten Muskelbereiche noch einmal ausgiebig ausstreichen.
Übrigens: Diese Selbstmassage ist hervorragend geeignet, um Sie vor Muskelkater zu bewahren, wenn Sie sich bei sportlichen Aktivitäten einmal übernommen haben.
Kombinieren Sie das Massageprogramm mit einer nicht allzu heißen Dusche oder – noch besser – mit einem Saunabad, wird der Effekt der Muskellockerung wesentlich verbessern.

Wenn Sie die Daumen ordentlich steil stellen, erhöht sich die Tiefenwirkung der Zirkelung beträchtlich. Den Druck aber nicht übertreiben, sonst erreichen Sie das Gegenteil: die Muskeln verkrampfen.

Aktivprogramm 7:
Hilfe bei Leib- und Bauchschmerzen

Unser größtes inneres Organ ist der Darm, der eine Länge von acht bis zehn Metern aufweist. Störungen der Darmfunktion können sich auf den ganzen Körper auswirken und unser Wohlbefinden stark beeinträchtigen. Fast jeder Mensch klagt von Zeit zu Zeit über Verdauungsschwierigkeiten, die oft mit Schmerzen sowie mit Verminderung der körperlichen und geistigen Leistungsfähigkeit einhergehen.

Häufige Verdauungsprobleme

Häufig ist auch die Darmschleimhaut in Mitleidenschaft gezogen, so dass schädliche Abbauprodukte der Nahrung sich im Bindegewebe ansammeln und allmählich zu einer Verschlackung des gesamten Organismus führen.

Viele Menschen klagen heute über akute Durchfälle. Sie sind in der Regel eine natürliche Reaktion unseres Körpers auf Krankheitserreger oder allergieauslösende Stoffe in der Nahrung, können aber auch stressbedingte Ursachen haben, die auf eine ungesunde Lebensweise zurückgehen.

Noch häufiger ist die akute Verstopfung, die man als Zivilisationskrankheit unserer Zeit ansehen kann. Ursachen dafür sind meist ballaststoffarme Ernährung, mangelnde Bewegung und Stress. Viele Bauchschmerzen und allgemeines Unwohlsein treten infolge dieser weit verbreiteten Verdauungsstörung auf. Der Darm regelt jedoch nicht allein die Verdauungsfunktionen; er übernimmt auch einen großen Teil der Abwehraufgaben des Immunsystems. Die Schadstoffe, die über eine geschädigte Darmschleimhaut in den Körper gelangen können, führen zu einer Belastung der Leber.

Was Massage bewirken kann

Durch Massage kann man einen allgemeinen Entspannungseffekt erzielen, der eine indirekte Wirkung auf das gesamte Verdauungssystem hat. Darüber hinaus kann man direkt Einfluss auf den Verdauungsvorgang durch eine Dickdarmmassage nehmen. Dazu ist es notwendig, die Lage dieses Darmabschnitts im Bauchraum zu kennen. Er sieht wie ein umgekehrtes großes U aus. Auf der rechten Seite verläuft der aufsteigende Teil vom Unterleib bis zum unteren rechten Rippenbogen, wo er in den querverlaufenden Abschnitt übergeht. Dieser verläuft dann unterhalb des Brustkorbs zur linken Körperseite, wo er absteigend vom linken Rippenbogen bis zur mittleren Beckenregion zieht. Eine entsprechende Behandlung soll den Weitertransport des Darminhaltes beschleunigen.

Wann eine Massage unterbleiben sollte

Bei folgenden Erkrankungen muss eine Leib- bzw. Bauchmassage unterbleiben:

* Blinddarmentzündung
* Entzündungen der Dickdarmausstülpungen
* Chronische Verstopfung
* Magen- und Darmgeschwüre
* Chronische Entzündung der Darmwand

Auch bei vollem Magen sollten Sie eine Massage unbedingt vermeiden.

Warten Sie nach den Hauptmahlzeiten mindestens zwei Stunden, bevor Sie mit einer Massage beginnen. Anschließend den Bauch warm halten, damit sich die Muskulatur entspannen kann.

Partnermassage bei Bauch- und Leibbeschwerden

Lagerung und Position: Ihr Partner liegt möglichst entspannt auf dem Rücken. Sie postieren sich seitlich vom Partner in Höhe des Bauches und wenden sich ihm zu.

1 Verteilen Sie etwas Öl zwischen Ihren Händen, und verreiben Sie es mit langsamen und weichen Handstreichungen auf dem Bauch des Partners. Ihre Hände bewegen sich kreisend im Uhrzeigersinn.
Streichen Sie mindestens 1 bis 2 Minuten.

2 Die Hände beschreiben weiterhin die genannten Kreise. Bearbeiten Sie großflächig den gesamten Bereich zwischen Brustkorb und Hüften. Verstärken Sie den Druck allmählich. Auch hierzu sollten Sie mindestens 1 Minute aufwenden.

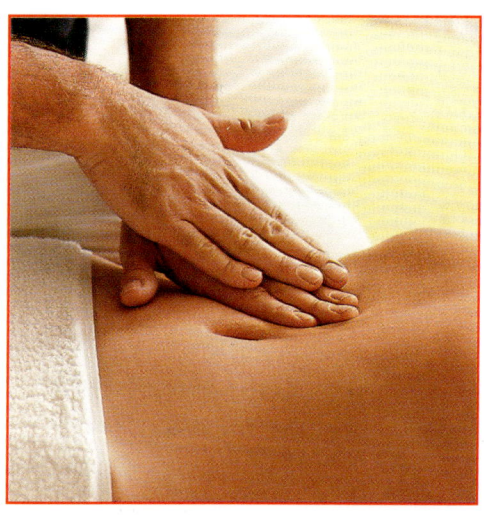

3 Nun werden die einzelnen Dickdarmabschnitte mit der Einhandstreichung bedacht. Beginnen Sie auf der linken Körperhälfte des Partners. Sie befinden sich auf dieser Seite und setzen die linke Hand mit den Fingerspitzen unterhalb des Rippenbogens auf. Die rechte Hand wird nun quer über die linke gelegt und übt den nötigen Druck bei der Streichbewegung nach unten aus. Unmittelbar in Bauchnabelhöhe laufen die Hände in einem leichten Bogen zur Mitte zwischen den Hüften.

Der Bauchbereich wird mit Einhandstreichungen bearbeitet, wobei mit der aufgelegten zweiten Hand der Druck variiert werden kann.

Wiederholen Sie das Ganze 4 – 6-mal.

4 Jetzt wird der querverlaufende Abschnitt unterhalb der Rippenbögen von rechts nach links ausgestrichen. Wechseln Sie die untere Hand, und legen Sie sie unterhalb vom rechten Rippenbogen an. Die Finger zeigen nach rechts außen. Die linke Hand legen Sie quer auf die rechte, wobei die Finger kopfwärts aufliegen. Ziehen Sie beide Hände zu sich heran, und variieren Sie mit der aufliegenden Hand den Druck.
4 – 6-mal wiederholen.

5 Der aufsteigende Teil des Darms auf der rechten Seite wird wie in 3 und 4 beschrieben massiert. Die rechte Hand bleibt unten und liegt in Beckenhöhe auf der Haut.
Wenden Sie diese Technik ebenfalls 4 – 6-mal an.

Selbstmassage bei Leib- und Bauchbeschwerden

Ihre Position: Entspannte Rückenlage.

1 Legen Sie eine Hand auf den Solarplexus am Ende des Brustbeins und die andere in die Mitte zwischen den Hüften. Führen Sie langsam kreisend die Handstreichungen auf dem Bauch durch. Wenn sich Ihre Hände kreuzen, lösen Sie eine Hand kurz und lassen sie über die Zweite gleiten.

2 Wie unter 1 beschrieben, fahren Sie mit den kreisförmigen Bewegungen fort. Sie können auch eine Hand auf die andere legen, um den Druck besser dosieren zu können.

3 Bei der folgenden Einhandstreichung beginnen Sie auf der linken Seite. Setzen Sie die rechte Hand mit den Fingerspitzen auswärts unterhalb vom Rippenbogen an. Die linke Hand wird nun diagonal über die rechte gelegt und unterstützt diese bei der Druckausübung nach unten.

4 Wechseln Sie nun die untere Hand. Die Rechte legen Sie parallel auf die Linke, wobei der Handballen auf den Fingern liegt. Ziehen Sie dann beide Hände zur linken Körperseite, und gehen Sie weiter wie beschrieben vor.

5 Ziehen Sie beide Hände zu sich heran und variieren Sie mit der aufliegenden Hand den Druck. Achten Sie auf die unterschiedliche Position der Hände, wenn Sie sich selbst massieren. In diesem Fall ist die Linke die untere Hand.

6 Mit entsprechender Übung gelingt es Ihnen sicher auch hier die drei Teilmassagen fließend miteinander zuverbinden. Dabei bleiben die Hände wie zu Beginn der Ausgangsposition übereinander.

Diese Selbstmassage können Sie sehr gut im Bett durchführen. Massieren Sie morgens vor dem Aufstehen und abends nach dem Zubettgehen. Wenn Sie abends massieren, sorgen Sie für einen ruhigen Schlaf.

Aktivprogramm 8:
Schwangerschaft und Entbindung

Durch die Gewichtszunahme während der Schwangerschaft kommt es häufig zu Rückenbeschwerden, die in erster Linie durch Muskelverspannungen hervorgerufen werden. Da sich der Druck auch auf einige Blutgefäße des Beckens auswirkt, können zusätzlich noch Durchblutungsstörungen in den Beinen auftreten.

Mit Massageanwendungen sollte frühestens im dritten Schwangerschaftsmonat begonnen werden. Es wird hauptsächlich mit leichten Streichungen gearbeitet; erst nach der Entbindung kommen auch Knetungen zur Anwendung.

Nach der Entbindung gewinnt die Massage eine noch größere Bedeutung. Sie fördert dann Durchblutung und Flüssigkeitsableitung und trägt zur Kräftigung von Haut und Muskulatur bei.

Wie man massiert

Eine Selbstmassage beschränkt sich auf Streichungen im Bereich des Bauches in Rückenlage. Ein sanftes Ausstreichen der Beine hat eine lymphflussanregende Wirkung, vergleichbar mit einer Lymphdrainage.

Bei der Partnermassage kommen vorrangig Flachhand- und Daumenstreichungen zur Anwendung. Sie unterstützen die Entspannung, den Abbau von Muskelschmerzen sowie die vermehrte Durchblutung. Nach der Schwangerschaft setzt man dann auch Knetungen und Klopfungen bzw. Hackungen ein.

Die bevorzugte Position der Schwangeren bei einer Massage ist die Seitlage; eine Behandlung ist aber auch im Sitzen möglich.

Bitte beachten Sie!

In den ersten drei Monaten einer Schwangerschaft sollten Sie auf eine Massage des Bauchraums verzichten.

Partnermassage während der Schwangerschaft

Lagerung: Hier wird die Massage im Sitzen beschrieben. Die Schwangere sitzt auf einem Hocker.

Ihre Position: Sie befinden sich direkt hinter der Partnerin oder leicht versetzt zu ihr, was je nach Griff variieren wird.

1a Grundsätzlich beginnt man mit einer einleitenden Streichung des Rückens, die in diesem Fall beidhändig ausgeführt wird. Legen Sie die Hände – mit den Fingern in Richtung Kopf weisend – im LWS-Bereich links und rechts neben die Wirbelsäule; die Daumen liegen an.

1b Streichen Sie mit leichtem Druck über die gesamte Länge des Rückens nach oben. Ziehen Sie dann in Schulterhöhe die Hände nach außen über die Schultern und schließlich – die Oberarme umfassend – an den Rumpfseiten in die Ausgangsposition zurück.

Halten Sie immer Hautkontakt, und wiederholen Sie die Anwendung 6 – 8-mal.

2a Um den nächsten Griff ansetzen zu können, gehen Sie in die Hocke oder den Kniestand. Legen Sie Ihre Hände beidseitig auf das Hüftbein, die Finger zeigen nach außen. Die Dau-

Es wird mit beidhändigen Streichungen des Rückens begonnen. Streichen Sie dabei stets von unten nach oben in Richtung Kopf.

Viele Frauen klagen während der Schwangerschaft über Rückenschmerzen. Eine sanfte Massage hilft, die Muskelverspannungen zu lockern.

men sind so platziert, dass sie dicht neben der Wirbelsäule im LWS-Bereich anliegen. Führen Sie mit jeweils einem Daumen eine kurze und kräftige gerade Streichung in Nähe der Wirbelsäule aus.

2b Von jedem Daumen wird lediglich ein relativ kleiner Muskelbereich bearbeitet. Diese Streichung wird in einem Abschnitt so lange wiederholt, bis der Muskel weicher wird. Gehen Sie dann mit der Hand ein Stück weiter, und führen Sie die Daumenstreichung erneut durch.

Behandeln Sie die Rückenmuskulatur so 1 – 2-mal.

2c Mit einer leichten Flachhandstreichung über den gesamten Rücken schließen Sie diese Sequenz ab.

Neben der Wirbelsäule können Sie den Druck etwas verstärken. Nehmen Sie ihn aber an den Flanken und vor allem im Bereich der Nieren deutlich zurück.

3a Dicht neben der Wirbelsäule oberhalb der Gesäßfalte setzen Sie beide Hände auf. Diesmal zeigen die Hände diagonal nach oben (außen).

3b Aus dieser Stellung heraus werden die Hände nach außen geschoben. Die Handballen üben dabei einen mittelstarken bis kräftigen Druck aus. Reduzieren Sie den Druck am weicheren Gewebe der Flanken und im Nierenbereich. Nach einer Seitstreichung kehren beide Hände in die Anfangsposition zurück und setzen weiter oben neu an.

Dehnen Sie die Muskulatur insgesamt 2-mal.

4 Es folgt eine beidhändige Flachhandstreichung des gesamten Rückens, die 4 – 6-mal wiederholt wird.

Positionswechsel: Die Schwangere legt sich in die Rückenlage, die Beine lagern Sie leicht erhöht. Verwenden Sie dazu ein Kissen oder eine zusammengerollte Decke.

Nehmen Sie Ihre Massageposition neben den Unterschenkeln der Partnerin ein.

5a Die Beinvorderseite wird mit einer Beidhandstreichung massiert. Die Hände werden innen und außen am Unterschenkel angelegt, die Fingerspitzen zeigen nach oben in Streichrichtung. Gleiten Sie dann langsam und mit leichtem Druck über die gesamte Länge des Beines.

5b Achten Sie darauf, dass Sie die Hand hinter dem Knie leicht neigen. Die Daumen sind jetzt oben und die Finger zeigen nach unten. Oben angelangt, lassen Sie eine Hand an der Innenseite, die andere an der Außenseite des Beines mit geringem Druck wieder zum Fuß hinuntergleiten.
Wenden Sie diesen Griff, immer leicht versetzt, noch 6 – 8-mal an.

6 Ihre Partnerin setzt nun ihren Fuß auf und winkelt das Knie an. Umfassen Sie oberhalb der Kniekehle den Oberschenkel mit beiden Händen, wobei sich die Finger an der Rückseite berühren. Streichen Sie die Oberschenkelrückseite beidhändig auch 6 – 8-mal mit leichtem Druck aus.
Wechseln Sie erst dann zum anderen Bein.

7a Wenn der Bauch mitmassiert werden soll, beschränkt man sich auf Ausstreichungen in Richtung Lymphknoten. Diese Flachhandstreichungen werden nur mit der Schwere der Hand ausgeführt, also ohne Druckverstärkung. Der Massierende befindet sich seitlich von der Partnerin und legt beide Hände flächig auf die Bauchmitte am Nabel; die Finger zeigen zur Gegenseite.

Den Bauch – wenn überhaupt – nur äußerst vorsichtig massieren. Es genügen sanfte Ausstreichungen in Richtung der Lymphknoten.

7b Jetzt gleiten die Hände an den Lymphbahnen entlang vom Bauchnabel zur gegenüberliegenden Leistenbeuge.
Diese extrem langsame Streichbewegung wird noch 10 – 12-mal ausgeführt.

7c Drehen Sie sich so, dass Sie die Schwangere anschauen können. Nun setzen Sie beide Hände mit den Fingerspitzen zum Kopf hin in Nabelhöhe auf und streichen sanft in Richtung Brustbein.

Auch diesen Griff wiederholen wir 10 – 12-mal.

Selbstmassage während der Schwangerschaft

Welche Körperteile Sie als werdende Mutter massieren, hängt vom Stadium der Schwangerschaft ab. Solange Sie nicht hochschwanger sind, ist eine Beinmassage sicherlich noch ganz gut möglich. Eine ausführliche Beschreibung finden Sie auf Seite 80ff. (Aktivprogramm 3).

Während der Schwangerschaft sind die Beine besonders hohen Belastungen ausgesetzt. Eine regelmäßige Massage hält Sie mobil und steigert das Wohlbefinden.

1   Beginnen Sie mit einer Beidhand- sowie Fingerstreichung an der Rückseite des Unterschenkels. Legen Sie die Fingerkuppen beider Hände links und rechts an die Achillessehne und streichen daran hoch bis zum Beginn der Wadenmuskulatur, wo sie sich treffen. Ihre Hände umfassen nun den Wadenmuskel und gleiten bis zur Kniekehle.

Dieser Griff wird 4 – 6-mal wiederholt.

2   Die Vorderseite des Unterschenkels wird von beiden Händen wechselweise ausgestrichen. Die Fingerspitzen der äußeren Hand zeigen nach innen, die der anderen Hand nach außen. Legen Sie die Innenhand mit dem Ballen auf das untere Schienbeinende, und fassen Sie mit den Fingern die Muskeln. Die Hände setzen nacheinander ein.

Wiederholen Sie diese Wechselstreichung mit jeder Hand 4-mal (8 Streichungen).

3   Als Nächstes streichen Sie mit beiden Händen die Oberschenkel von der Kniescheibe hin zur Leiste bzw. der Kniekehle bis zur Gesäßfalte. Der Daumen bleibt abgespreizt. Um den gesamten Oberschenkel erfassen zu können, wird eine Streichung mit geschlossenen Daumen auf der Vorderseite

ausgeführt, eine weitere mit geschlossenen Fingern auf der Rückseite des Oberschenkels.

Auch hier wiederholen wir je Streichung 4-mal.

4   Legen Sie sich auf den Rücken. Die Hände liegen auf der Bauchmitte, die Finger zeigen zueinander. Streichen Sie mit einer Hand mit sanftem Druck leicht diagonal vom Nabel in Richtung Leistenbeuge.
Bevor Sie zur anderen Seite wechseln, wenden Sie diese Technik 10 – 12-mal an.

5   Streichen Sie abschließend beidhändig mit sanftem Druck 11 – 13-mal von der Bauchmitte in Richtung zur Brust.

Partnermassage nach der Entbindung

Lagerung und Position: Ihre Partnerin begibt sich in die Bauchlage, unter den Fußrücken legen Sie eine Rolle, die Beine sind leicht geöffnet.
Knien Sie sich neben oder vor die Füße Ihrer Partnerin.

Massage der Beine (Rückseite)

1   Fangen Sie mit einer beidhändigen Ausstreichung der Beinrückseite an. Die Hände sind über der Achillessehne am Unterschenkel aufgelegt. Dabei zeigen die Finger kopfwärts. Streichen Sie 4 – 6-mal das Bein, und verstärken Sie den Druck von leicht bis mittel.

2   Für die kräftigen Handstreichungen der Wade umfassen Sie den Unterschenkel oberhalb des Knöchels, die Daumen liegen quer oben an. Streichen Sie nun mit beiden Händen gleichzeitig die Wade bis zur Kniekehle. Verringern Sie dort den Druck ein wenig.
Die Anwendung 4-mal wiederholen.

Nach der Entbindung kommt es darauf an, die Straffheit von Muskulatur und Bindegewebe rasch wieder herzustellen. Massagen sind dafür besonders gut geeignet; auch regelmäßige Gymnastik ist angeraten.

3   Legen Sie beim nächsten Griff beide Hände seitlich an die Unterschenkel an. Die Daumen liegen auf der Achillessehne und zeigen mit der Spitze zur Kniekehle. Die Finger heben den Wadenmuskel ab und die Daumen drücken ihn wieder kräftig gegen die Unterlage. Mit dieser Längsknetung wandern wir den Muskel entlang nach oben bis zur Kniekehle.
Diese Anwendung wiederholen Sie 2-mal.

Den Druck bei den Querknetungen sollten Sie immer so differenzieren, dass keine schmerzhaften Muskelreizungen auftreten können.

4   Wir gehen über zur Querknetung der Wadenmuskulatur. Wir beginnen mit Fingerknetungen an der Achillessehne, wobei die Daumen gegen die Finger schieben, und gehen zur Handknetung über.
Massieren Sie den gesamten Muskel gut durch und wenden Sie diesen Griff noch mindestens 2-mal an.

5   Winkeln Sie den Unterschenkel der Partnerin um etwa 90 Grad ab, und lockern Sie den Muskel mit Rollungen. Der Wadenmuskel wird umfasst, wobei auf der Innenseite die Finger seitlich unten ansetzen und der Ballen der Gegenhand seitlich oben anliegt. Wir bewegen die Hände möglichst weit hin und her, so, als würden wir einen dickeren Stab in der Hand hin- und herrollen.
Mit einer Hand- über Handstreichung als Überleitung streichen Sie noch einmal den Unterschenkel aus. Erfassen Sie dabei die Oberschenkelrückseite, die Sie so auf die folgenden Griffe vorbereiten.

Positionswechsel: Sie hocken sich seitlich neben die Unterschenkel der Partnerin. Bearbeiten Sie zuerst das Ihnen näher liegende Bein. Alternativ können Sie sich mit leicht geöffneten Beinen über den Unterschenkel des zu massierenden Beines knien. Verwenden sie reichlich Massageöl, das Sie auf Ihre Hände träufeln, nicht auf die Beine der Partnerin.

6   Es folgen kräftige Streichungen des Oberschenkels mit beiden Händen, wobei der Schenkel oberhalb der Kniekehle möglichst weit umfasst wird. Die Daumen liegen dabei oben. Mit leichtem Druck schieben Sie die Hände kopfwärts. In Höhe der Gesäßfalte wandern die Daumen zum Zeigefinger; die Hände gleiten an der Innen- und Außenseite des Oberschenkels zurück.
Wiederholen Sie das Ganze 2 – 4-mal.

7   Sie gehen zu beidhändigen Querknetungen über, bei denen im Wechsel die Beugemuskulatur und die Adduktoren bearbeitet werden. Massieren Sie über die ganze Muskellänge von unten nach oben und wieder zurück.

8   Mit Hackungen soll nun versucht werden, den Muskeltonus zu steigern. Spreizen Sie die Finger beider Hände, wobei die Kleinfingerseiten nach unten zeigen sollen. Schlagen Sie jetzt im schnellen Wechsel die Hände mit dem kleinen Finger voran auf den Oberschenkel. Der Aufprall lässt die Hände zurückschnellen.
Schlagen Sie 1 – 2 Minuten die gesamte Länge des Muskels.

Bei den Hackungen führt die gespreizte Hand einen leichten, klopfenden Druck auf die entsprechenden Muskelpartien aus.

9   Schließen Sie die Massage der Beinrückseite mit leichten Ausstreichungen des Oberschenkels ab.
Wechseln Sie dann die Seite, und massieren Sie das andere Bein.

Massage des unteren Rückens

10   Mit einer beidhändigen Flachhandstreichung im LWS-Bereich setzen Sie die Massage fort. Knapp über dem Gesäß beginnen die flächig aufliegenden Hände, direkt an der Wirbelsäule kopfwärts bis zum unteren Rippenbogen zu streichen.
Wiederholen Sie diese Streichung mindestens 8-mal.

11 Dicht neben der Wirbelsäule oberhalb der Gesäßfalte setzen Sie beide Hände erneut auf. Diesmal zeigen die Hände allerdings diagonal nach oben (außen).

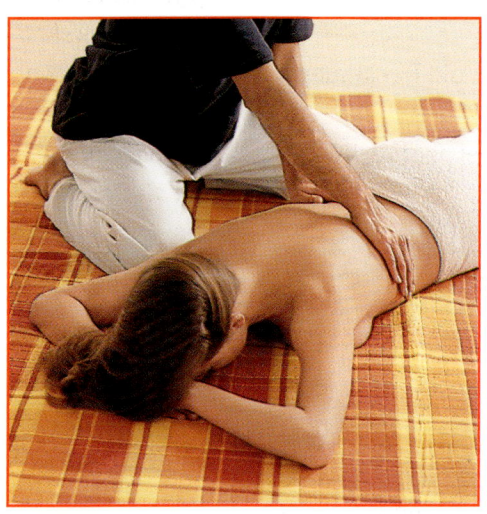

12 Aus dieser Stellung heraus werden die Hände nach außen geschoben. Die Handballen üben dabei einen mittelstarken bis kräftigen Druck aus. Reduzieren Sie den Druck am weicheren Gewebe der Flanken und im Nierenbereich. Nach einer Seitstreichung kehren beide Hände in die Anfangsposition zurück und setzen weiter oben neu an.
Dehnen Sie die Muskulatur insgesamt 2-mal.

Achten Sie darauf, den Massagedruck im Nierenbereich zu verringern.

Positionswechsel: Knien Sie sich seitlich in Hüft-Taillenhöhe vor die Partnerin, damit Sie die gegenüberliegende Seite kneten können.

13 Da sich an der Hüfte gerne Fettpolster ablagern, bearbeiten Sie diese Region mit Knetungen, die die Durchblutung anregen und das Gewebe und die Muskulatur stärken. Kneten Sie mit zwei Händen das Gewebe an der Hüfte. Die Technik des Knetens wurde bereits mehrfach vorgestellt. Mit dieser Bewegung wandern Ihre Hände vom Beckenkamm in die Taille. Wiederholen Sie den Vorgang 4 – 6-mal.

14 Nach einer leichten Ausstreichung kräftigen Sie das Gewebe durch Klopfungen. Schließen Sie die Hände zu einer offenen Faust, wobei sich die Fingerspitzen von Daumen und Zeigefinger berühren. Schlagen Sie 1 bis 2 Minuten lang leicht mit der Kleinfingerseite im Wechsel auf die Lendenregion

15 Streichen Sie dann zart den unteren Rücken herzwärts aus. Dies sollten Sie 10 – 12-mal wiederholen. Wechseln Sie dann die Seite.

Massage der Beine (Vorderseite)
Lage und Position: Ihre Partnerin wechselt in die Rückenlage. Legen Sie eventuell eine Rolle unter die Kniekehle. Sie platzieren sich am besten vor die Füße der Partnerin, und schauen sie an.

16 Mit einer einleitenden Streichung bereiten Sie das Bein auf die folgende Massage vor. Beginnen Sie am Fußknöchel, und streichen Sie beidhändig hoch bis zum Beinende. 2 – 4-mal wiederholen.

17 Bei den Füßen streicht man hauptsächlich den Fußrücken. Dazu legen Sie eine Hand gegen die Fußsohle, um Gegendruck zu erzeugen. Die andere Hand streicht über den Fußrücken, der Daumen zeigt dabei zur Fußinnenseite, d. h., rechte Hand – linker Fuß und umgekehrt. Die Streichung beginnt bei den Zehen und verläuft bis zu den Knöcheln.

18 Streichen Sie den Fußrücken von den Zehen über das Sprunggelenk hinaus mit einer Hand bis zum Knie aus.

19 Vom Außenknöchel beginnend wird kräftig über den kurzen und langen Wadenbeinmuskel sowie den vorderen Schienbeinmuskel an der Außenseite des Schienbeines in Richtung Knie gestrichen. Die streichenden Finger zeigen zum Knie, der Daumen ist angelegt. Am Wadenbeinköpfchen wird die Hand geöffnet, der Daumen streicht auf der Innen- und die restlichen Finger auf der Außenseite zurück. Wiederholen Sie diese Prozedur 2 – 4-mal .

Diese Massage hat auch eine kosmetische Wirkung: Sie sorgt für die Entwässerung des Gewebes, hilft den Ansatz von Fettpölsterchen zu vermeiden und strafft die Bauchmuskulatur.

*Vorsicht, wenn sich
Krampfadern gebil-
det haben. In die-
sem Fall die Unter-
schenkel auf keinen
Fall massieren!*

20　Streichen Sie danach den Unterschenkel leicht aus, und lassen Sie die Bewegung über das Knie und den Oberschenkel laufen.

Mit dieser Überleitungsstreichung, die Sie 2 – 4-mal wiederholen können, ist der Wechsel zum Knie und zum Oberschenkel vollzogen.

21　Beide Hände legen Sie innen und außen an das Kniegelenk, die Daumen liegen oberhalb der Kniescheibe neben der Kniesehne. Sie streichen mit den Daumenbeeren seitlich an Kniescheibe und -gelenk vorbei und treffen sich unterhalb.

Positionswechsel: Begeben Sie sich jetzt an der Außenseite des Oberschenkels, den Sie massieren. Ihre Schultern zeigen parallel zum Bein.

22　Mit Längsknetungen am vierköpfigen Muskel fahren wir fort. Die geschlossenen Finger liegen rechts und links neben dem geraden Schenkelmuskel, die Daumen nebeneinander oder aufeinander in der Mitte. Die Finger heben den Muskel etwas ab; gleichzeitig drücken die Daumen darauf. Arbeiten Sie sich langsam über die gesamte Länge des Muskels vorwärts. Streichen Sie gut nach, und wiederholen Sie den Vorgang mindestens 2-mal.

23　Die entspannte Muskulatur ist sehr gut durch Querknetungen zu fassen. Vom Knie beginnend massieren Sie den Quadrizeps im Wechsel mit den Adduktoren.

24　Nach einer Zwischenausstreichung versuchen Sie, mit Hackungen den Muskeltonus zu erhöhen. Die Finger beider Hände werden gespreizt über dem betreffenden Muskelbereich gehalten.

25 Mit einem abschließenden Ausstreichen endet die Beinmassage. Wechseln Sie nun die Beinseite.

Bauchmassage

Während der Schwangerschaft werden die Bauchmuskeln
ziemlich stark gedehnt. Es ist wichtig, diese Muskelgruppe
schnell wieder zu kräftigen. Mit der richtigen Massage können
Sie diesen Prozess unterstützen.

*Für eine Selbstmas-
sage nach der Ent-
bindung können Sie
die Elemente der
Partnermassage
sinngemäß anwen-
den. Bearbeiten Sie
vor allem Beine und
Bauch mit den be-
schriebenen Massa-
gegriffen.*

26 Verteilen Sie etwas Öl mit kreisenden Handbewegungen
auf dem Bauch der Partnerin.

27 Greifen Sie über den Körper auf die andere Seite und
massieren den Bereich zwischen Hüfte und untererm Rippenbogen. Mit beidhändigen Knetungen wandern Sie von der Hüfte zum unteren Rippenbogen.
Wiederholen Sie den Griff 4 – 6-mal.

28 Setzen Sie eine Hand entfernt am Hüftknochen, die andere an der Ihnen zugewandten Seite unter dem Brustkorb an.
Ziehen Sie die entfernte Hand zu sich heran, und schieben Sie
die andere von sich weg. Wenn sich die Hände kreuzen,
drücken Sie den entstehenden Muskelwulst mit Handballen
und Fingern aus. Lösen Sie den Druck auf dem Weg in die Ausgangsposition. Wiederholen Sie diesen Schritt 4 – 6-mal.

29 Mit leichten Ausstreichungen von der Bauchmitte in
Richtung Kopf sowie diagonal nach unten zu den Leisten wird
die Bauchmassage beendet. Etwa 8 – 10-mal in jede Richtung
ausstreichen.
Wenn Sie diese Massage bald nach der Entbindung regelmäßig
etwa 2-mal wöchentlich durchführen, gewinnen Sie schon bald
Ihre alte Figur zurück.

Über dieses Buch

Impressum

Es ist nicht gestattet, Abbildungen und Texte dieses Buchs zu digitalisieren, auf PCs oder CDs zu speichern oder auf PCs/Computern zu verändern oder einzeln oder zusammen mit anderen Bildvorlagen/Texten zu manipulieren, es sei denn mit schriftlicher Genehmigung des Verlages.

Midena Verlag
© 1998 Weltbild Verlag GmbH, Augsburg
Alle Rechte vorbehalten

Redaktion: Peter Ebert
Bildredaktion: Miriam Zöller
Umschlag: Beatrice Schmucker
Grafik/DTP: Klaus Lutsch, München
Druck und Bindung: Offizin Andersen Nexö, Leipzig
Reproduktion: Repro Ludwig, Zell am See

Gedruckt auf chlorfrei gebleichtem Papier

Printed in Germany

ISBN 3-310-00491-0

Über den Autor

Hans-Jürgen Horn studierte Sport-, Wirtschafts- und Sozialwissenschaften. Seine praktischen Erfahrungen als ehemaliger Spitzensportler und sein theoretisches Wissen gab er als Trainer im Leistungssport und als Referent in der Erwachsenenbildung weiter. Heute arbeitet Hans-Jürgen Horn als freier Journalist, Buchautor und Berater im Gesundheits- und Sportmanagment.

Der Autor bedankt sich bei *Brita Schlünder* sowie bei *Peter Biedermann* für die kritische Durchsicht des Manuskriptes und die Anregungen und Änderungsvorschläge.

Haftungsausschluss

Die Inhalte dieses Buches sind sorgfältig recherchiert und erarbeitet worden. Dennoch können weder Autoren noch Verlag für alle Angaben im Buch eine Haftung übernehmen.

Die Deutsche Bibliothek – CIP-Einheitsaufnahme

Horn, Hans-Jürgen:
Sanfte Massage : Die richtigen Griffe bei Rücken-, Kopf- und Bauchschmerzen / Hans-Jürgen Horn
Augsburg: Midena 1998
ISBN 3-310-00491-0

Bildnachweis

Alle Bilder, mit Ausnahme der nachstehend aufgeführten, stammen von Dominik Parzinger, München:
Bilderberg Archiv der Fotografen, Hamburg: 6 (Klaus Bossemeyer); Jens Kron, Augsburg: 53; MEV Verlag GmbH, Augsburg: 5, 12, 29; Studio für Illustration und Fotografie Sascha Wuillemet, München: 8–11; ZEFA Zentrale Farbbild Agentur GmbH, Frankfurt: 131 (G. Baden)
Des weiteren gilt unser Dank dem Kaufhaus KRÖLL & NILL GmbH & Co., Annastraße 19, Augsburg, das uns Dekorationsmaterial zur Verfügung stellte.

Literatur

Boss, Norbert: Hexal Taschenlexikon Medizin. Urban & Schwarzenberg Verlag, München 1993
Marees de, Horst: Sportphysiologie: In: Schriftenreihe Medizin von heute, Band 10. Köln 1979
Neumann, Bernd: Gesundheit: Ratgeber Massage. In: fit For Fun Aktiv Magazin 9/96, S.178–185
Rich, Penny: Fit und in Form durch Massage. Buch und Zeit Verlag, o.J., o.O.
Tittel, Kurt: Beschreibende und funktionelle Anatomie des Menschen. Gustav Fischer Verlag, Stuttgart - New York 1978

Register

Register